体質は変えられる!

自然治癒力を上げ、どんな人も
不調知らずになる方法

小島夕佳 著

セルバ出版

はじめに

皆さんは今の自分から、「こう変わりたい」「ああ変わりたい」と感じたことはありますか？

誰しも一度ならず、襲われる感情の1つではないでしょうか？

でも、ことはそうそう簡単には行かないものです。

そして、誰にも加齢はあります。遅かれ、早かれ、さまざまな限界を感じるときがやってきます。

でも、その感じ方は日々の過ごし方1つで変わるものです。

また、人は、湧いてくる感情の処理に苦労したりもします。

「自分はなぜ○○ではないのだろうか？」、「どうして○○ができないのか？」と感じることもありますよね？

このストレスは、大人にとってもとても大きな負担になります。

否応なしにやってきては、心も身体もズタズタにして、立ち去るストレスの数々。

ズタズタになるのが怖いからと、触れないようにしているうちに、なんとなくやり過ごす処世術が身についたりもします。

でも、待ってください。

一体、あなたはどれだけ自分のことを理解しているでしょうか？

襲われるマイナスの感情というのは、どこからやってくるのでしょう？

自分の成り立ちや、負の感情の発生源。

思うような行動が取れない理由は何なのか？

やらなければいけない。やめなければいけない。理屈はわかっているのに、できない。無理に頑張ってはみたものの、しっぺ返しがやってくる……。

どうしてそうなってしまうのでしょうか。

じつは、その答えのヒントが自律神経バランスにあります。

お腹が空くのも、眠くなるのも、やりたくなくなるのも、それは、身体の本能の言い分。じつは、感情もそこから生まれます。

「生命神経」と言われる自律神経は、意識や心とは別次元で常にバランスを取り（交感神経はアクセル、副交感神経はブレーキ）、生命維持のために働きます。

ですから、どんなに、「こうしよう」「ああ考えよう」としても、身体の潜在レベル機能、自律神経バランスの設定、パターン（内臓チーム力）が決まってくると、そこから逃れられないのです。

逃れられない縛りは、いつしかもう1つ生まれます。それは、身体の骨格の歪みのパターンです。

動き方の癖などで、その人らしい歪みがいつのまにかできあがります。歪んでいく過程で、身体の内側にも表層にも、「コリ」がつくられていくのですが、このコリが、なんと思考の「コリ」にも影響するのです。

つまり、怒りっぽいという肝機能の興奮性に働くタイプの方は、肝機能に関連するところにコリができてしまうのです。その「コリ」が怒りっぽくしているとも言えます。身体は、臓器や部位、筋肉などが協力し合って生きているので、コリができるのも、よく生きるための身体の一時しのぎの秘策なのです。

仮に気持ちをコントロールして怒りを抑えたとすると、隠れストレスがかたまりになって、また肝機能に関連するほかの場所にコリをつくるというループに陥ってしまいます。

ですから、自律神経バランスを整え、感情の元からコントロールして内臓機能を正常にし、内臓機能の働きを阻む動きの癖「歪み」を解消するということをすればいいわけです。

日が落ちたら眠り、鳥のさえずりとともに起き、ストレスなくよく笑い、人と楽しく交流でき、適した食をよく噛んでいただき、日々のよい便りである排便も、この上なくよく、何かに焦ることもなく、不安を抱くこともなく、穏やかに過ごす……。

こんな日々を送れているのなら、本書は必要ありません。

でも、皆一生懸命生きているにもかかわらず、不都合なお困りごとは後を絶ちません。

そのお困りごとを解決するために、日々活動しています。

本書は、それぞれが夢を描き、毎日が充足し、納得のいく人生を送れるといいなという思いから生まれました。

数年前に出版し、好評いただいた本を、時代に合うようリニューアルして、再販する運びになったのです。

次のような構成で内容を解説しています。

1章は、自律神経の影響が、どのように心と身体に現れるのかを知る章です。

2章は、生活習慣を気血水の観点から見直し、身体の気血水も、生活も整えるという章です。

3章では、いつのまにかできてしまった自分の構造的歪みを知り、設定し直す動きを紹介します。

4章は、五臓という基本の内臓の働きと特徴を知り、いかに調整するのかを学ぶ章です。

5章では、体験談と、安保徹先生への直撃質問を紹介しています。

さらに、納得のいく人生にするために不可欠な振り返り習慣や、ハッピーエイジング習慣化のコツもお伝えします。

①パラリとめくり、「これやってみよう！」という感覚で、ぜひ使ってください。

②本書は、あなた自身を知るための手引書の1つです。

本書を読むことで、皆さんの毎日が、よりしなやかに、健やかに、穏やかな日々を送る、一助になれば、これ以上の「しあわせ」はありません。

2021年7月

小島　夕佳

推薦の言葉

50年、60年前のような貧しさから解放されて、日本は豊かな国になりました。これは生きやすい条件として最大のものでしょう。しかし、その割には病気の人や体調不良で苦しむ人が多いのが現状です。その理由は、今の日本は昔とは違った形でストレスにあふれているからです。子どもの心配、将来の不安、お金のやりくり、仕事人間の夫など、思うようにならないことが多いのが日本の現代社会です。

もっと本質的なこともあります。動物の端くれである人間は身体を動かして生活して、身体の能力や血流を維持して生きてきました。しかし、便利な日本の生活はこのような基本的な生き方を失わせてしまいがちです。雑巾掛けも窓ふきも力仕事も、身体の能力維持には必要だったのに、その機会が少なくなり過ぎています。

本書の著者の小島夕佳さんは、30年に渡るヨーガの実践で体調不良に苦しむ多くの人を救ってきました。小島さんの健康回復法の特徴は、ヨーガに加えて、東洋医学、西洋医学、食事療法のよい点を加えて方法の能力を高めたことにあると思います。東洋医学の気血水、西洋医学の自律神経などを導入したことで、理解がしやすくなり効果が早く出てくるという利点が付け加えられています。

今の日本人の多くは、携帯電話を持ち便利そうに暮らしていますが、いつも脳神経を休める時間がないという生き方でもあります。脳神経を休めるには静寂さも必要ですが、身体を動かして違った神経回路を刺激するというのも大切なことです。何よりも、身体を動かすことは血流を回復させ、筋肉骨格を丈夫にし、内臓機能も高める力があります。

よいことも実践し続けないと効果がありません。小島健康法は、興味を湧かせ持続させる力も持っていると思います。これで、現代人の心と身体の不調を取り除きましょう。

故　安保　徹

２００９年４月　記す

体質は変えられる！　～自然治癒力を上げ、どんな人も不調知らずになる方法　目次

contents

contents

第4章　体質別ケア　内臓編

第5章　パーソナルケア・セラピー体験談

第1章

「体質の壁」とは

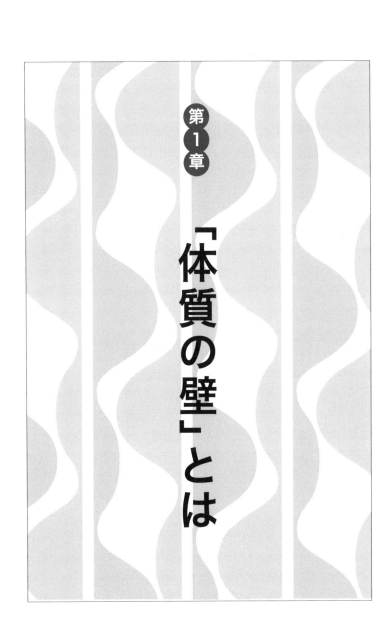

第1章

「体質の壁」って何のこと

体質とは何でしょう

身体や心のトラブルについて話をしていると、「それは体質だから」という言葉で片づけてしまうこと、よくありますよね。

同じような食生活をしていても太る人と痩せる人がいます。同じようなストレスにさらされても、心がへこたれる人と気にしない人がいます。この違いが「体質」です。

「体質」とは、それぞれがつくる自律神経バランスのパターンとも言えます。

生まれ持った先天的な素質（遺伝的なもの）と、後天的な生活習慣でつくられたものです。

ですから、同じ環境でも異なる反応になるのは当たり前のこと。

でも、不調や症状が出たときに、「体質だから」と片づけていては、本当の問題解決になりません。放っておくと、心身のトラブルを大きくしてしまうことにもなりかねません。

これが体質の壁です。この壁は、年を重ねるごとに高く、頑丈になってしまう傾向があります。

誰でも調子がよく、元気なときは身体のことは気にしないで過ごしがちですが、そのうちに、目の前に、頑丈で高い「体質の壁」ができあがってしまったとしたら……。

この壁を乗り越えるのはかなり大変そうです。

でも、大丈夫。じつは「体質の壁」は、心身の基本的な働きに協力することで、乗り越えやすいものに変えることができるのです。

大切なのは自分自身の「体質の壁」の正体を知ること

イライラしたり、疲れやすい、だるい、めまい、動悸、息切れ、眠れない、憂鬱、集中できない、落ち込む、手足の冷え、浮腫み腰痛、背中の痛み、便秘、下痢などは、誰もが経験しやすいものです、この傾向の原因は何なのか……。

わからないまま、そのままにしてしまうケースがどれほど多いか。

自律神経的、内臓的、筋・骨格的にどこが一番負担になっているのか。

そういった「自分自身の弱点と傾向」を知ることが、「体質の壁」を越えるための第一歩です。

一生懸命にエクササイズを行っても、どんなに食生活を改善しても、期待するようなよい効果を引き出すことができないのは、自分の「体質の壁」の質や高さを知り、それに合った対応策を取らなければ、どんなエクササイズを行おうが、食生活を改善しようが、思ったような効果を引き出すことはできません。

逆に、自分自身の「体質の壁」についてしっかり把握してさえいれば、徐々に「体質の壁」を低くしながら、エイジング（加齢）を楽しむこともできるのです。

自分の体質に合ったパーソナルケアと出会い、日常生活の中で無理なく続けていくこと。それが、「体質の壁」を越え、ハッピーエイジングを楽しむコツなのです。

体質の壁を低くするために（自律神経の働きに協力する）

自律神経の働きに協力することで、低く、乗り越えやすくする

「体質の壁」を低くしてしあわせエイジング術を楽しむためには、自律神経の働きに協力する、つまり自律神経の機能がアップするような行動を取ればよいのです。

自律神経は生命神経とも言われ、意識とは関係なく、37兆にも及ぶ身体のほとんど細胞の働きを調整し、全身に分布され、生きていく基本を司るとても大切な働きをしています。この自律神経システムの設計自体は誰しも共通ですが、その働ける（機能）レベルは皆違います。

ですから、体質と一言で片づけてしまいがちですが、同じストレスに対しても、反応も効力も違うのですね。

では、その自律神経を元気に育てるにはどうすればよいのでしょうか？

日本では、古くから「養生」と呼び習わしてきました。養生とは元気を温存し、育てながら生きるということです。持てるエネルギーを使い切って終わり！　ではなく、「自分の体質を理解した上で、無理せずいい度合いで心身を動かしながら、できる限り体調を崩さないようにする」という

ことです。昔の人は上手にことわざで残しています。

①早寝早起きは三文の徳

成長ホルモンは22時から夜中の2時までに作用します。この間の熟睡が必要。ですから早寝早起きは健康の基本。早く起きれば気分も爽やか、朝の7時までの太陽は見ても大丈夫！　朝の澄んだエネルギーを全身に浴びましょう！

ぐっすり眠り、すっきり起きる！　少しの工夫でできるようになります。「寝る子は育つ」のことわざも、睡眠がいかに大切かを表現しています。

②腹も身のうち　腹八分目に医者要らず

「腹8分目」といっても、個々人で違いますが、自分にとっての腹8分目を保つコツは、よく噛むこと。

ストレスを理由に、大好きなおやつに手を出さないこと。ストレスの解消を、食べることではなく、ほかに置き換えましょう。

とはいえ、ストレスにさらされたときには、つい手が伸びてしまうかもしれません。これは習慣なのです。要するにリラックスしたい。ですから、自分が何でリラックスできるのか、日頃から、視点を変えていろいろな方法を見つけることも大切です。

習慣をまず理解するのも大切ですね。習慣とは考えなくても、ついその行動を取ることです。

③笑うかどには福来たる

笑いの効用はほとんどの方が知っています。でも、1日1回かならず抱腹絶倒するくらい、本当にお腹の底から笑うことが必要です。腹筋のためにもよいですし、快活に笑える毎日を過ごすのは自律神経に協力する上で大切なことだからです。

何が、一番楽しいのだろう？　一番ワクワクするのは何だろう？

時には振り返り、見直すのもいいですね。自分を楽しくさせることに、もっと時間をかける努力をしたほうがよいかもしれません。快活に笑える毎日、過ごしたいものですね。

こういった誰にも必要な「養生」のコツを踏まえた上で、それぞれの体質に基づいたパーソナルケアを実践できれば、栄養・運動・休養の3つはクリアでき、基本の元気をまずは培えます。

パーソナルケアとしてのチェックポイントは5つ、睡眠・食・運動・マインド・習慣

この5つの振り返り習慣を、ぜひ定期的に、継続的にできるとよいですね。目的は、未来を見据えた、自分の健康法・予防法です。

後悔しない、納得のいく人生にするためにも、しあわせエイジング術の実践ができるように振り返り習慣を身につける。ぜひ、その視点をお持ちください。

体質の壁越えの鍵を握る自律神経って?

自律神経のバランスを崩すのはストレスと冷え

「体質の壁」を越えるための鍵は、自律神経が握っています。その理由は、「体質の壁」がつくられる原因が「自律神経のバランスの崩れ」にあるからです。では、自律神経のバランスを崩すものといえば、それはズバリ「ストレス」と「冷え」です。

残念ながら日本人の多くは、冷えているといっても過言ではないでしょう。四方を海に囲まれた位置、年中、口にできる冷たい飲みもの、日常の便利さゆえの動きの少なさ、などが理由です。

冷えないように工夫すること、冷えを取り去ることは自律神経を整え免疫力をアップするのにとても重要です。

現代では、誰しもストレスのない生活は考えられません。実際はストレスに遭遇すると、自然とそれを回避するために何らかの対処をしています。たとえばアルコールや甘い物の摂取、ショッピングなどは、ストレス解消対策であることも多いのです。

ところがストレスが大きすぎたり、長期に渡ったりすると、こういった行動が自分でコントロールできなくなり、心身への影響が出てきます。

ストレスに関係するのは中枢・末梢神経系

身体の構造システムは、大まかに呼吸器系、消化器系、循環器系、泌尿器系、生殖器、筋系、骨格系に分かれます。そして各器官を調節し、防御に関わるシステムとして、内分泌系（ホルモン系）、感覚器系、中枢・末梢神経系があります。この中でストレスに関係するのが「中枢・末梢神経系」です。

神経には脳と脊髄にある中枢神経と、その中枢神経から枝分かれして、各臓器や器官を結ぶ末梢神経があります。さらに末梢神経には、身体の各部を動かすための体性神経と、自分の意思では動かせない自律神経があります。この「自律神経」こそが、脳が命令しなくても心臓を動かしたり、血液を流したりする「生命神経」です。

ストレスは真っ先にこの自律神経のバランスを崩すため、体調不良を引き起こします。そこに食・歪み・性質・生活習慣などの要素が加わることにより、特定のパターンができあがり、それが強固な「体質の壁」となってそびえ立ってしまうのです。

個々人に合った「体質の壁」越え＝パーソナルケアのススメ

自律神経の弱点と傾向を知る必要

個々人の後天的要素（食・歪み・性質・生活習慣など）によりパターン化され、できあがってしまった強固な「体質の壁」。これを越えるには、自律神経の働きを強化する必要があります。そのためにはまず、自身の弱点と傾向を知ることです。

つまり、自律神経の傾向とバランス、崩れ方を知ること。そしてその情報に基づいて、自身に合った対策プラン（栄養・運動・休養）を組み立て、日常の中に取り入れることです。これは体調に合わせて、食事内容を変えるのと同じように、「当たり前のもの」として習慣化することが大切です。

自分では気づけない自律神経の弱点と傾向

けれども、自律神経の弱点と傾向には、自分ではなかなか気づけません。

筆者も自律神経の大切さを知ったのは、18歳の頃にバレーボールで身体を痛め、リハビリ目的でヨーガを始めたことがきっかけでした。ヨーガの効用に「自律神経を整えること」がありますが、バレーボールで身体を痛めたのも、じつは体質が大きな原因だったのです。当時は普通に「自分は元気」と思っていたのですが、実際には親から譲り受けた体質や食の偏り、心身の歪み、生活習慣の癖などが、心身を痛めることにつながったのだと思います。

つまり、本人は「普通」と思っていても、その「普通」にもさまざまな要素が入り交じっているということです。生まれながらの素質（内臓、身体の諸機能の特徴、バランス）、家族関係やメンタルの関係、食の傾向、家庭・社会の生活環境（運動、生活リズム、パターン）などに影響されて、さまざまな「普通」ができあがるわけです。

ですから本人は「普通」のつもりでも、じつは「病気ではないけれど、まったく健康ともいえない状態」＝「未病」であることも多いのです。そして未病を効果的に改善するには、それぞれの体質の違いを見極め、各自に合ったケアを実践するしかありません。

本書では、体質を「自律神経バランス」という観点から見ていきます。そして個々人に合った体質改善を発見し、1人ひとりが元気になれるコツを紹介します。

「体質の壁」の向こうにあるもの、それは生命の不思議と素晴らしさ。上手に壁を乗り越え、しあわせエイジングを実践しましょう。

そのコツとは、つまり、自律神経バランスを整えるということです。基本の働きは共通なのですが、自律神経バランスは人それぞれ違います。つまり考え方も、物事に対する感じ方も、動き方も、休み方も皆異なるのです。それは自律神経のバランスの違いによって整え方も癒し方も違ってくるからです。そしてこのバランスは通常知ることはできません。自律神経と心と身体の「カラクリ」を知ることで、そのバランスが見えてきます。

本書はそのカラクリと対応の仕方をお伝えしていきます。何はともあれ、自分を知ること、それがまず先決です。自分では知りようがない自律神経バランスをチェックすることで、「見える化」していきます。動いて知る方法もあります。今の自分を知る。今までの自分を知る。そこから、未来の自分を創り上げていく。毎日を丁寧に過ごしていく。つまり振り返りながら明日をよりよくしていくことにつながります。持って生まれた体質は、ほんの少しの変える勇気と、わずかな時間があれば変えることができます。さあ、始めましょう！

本書の使い方

本書は、1人ひとりが自身の「体質の壁」を知り、自身に一番合った生活改善の方法やエクササイズを学び、しあわせエイジングを楽しめるようにつくられています。

第1章では、体質の壁とは何かについてお話してきました。

第2章では、自律神経タイプと「気・血・水」の過不足をチェックします。

まず自律神経タイプをチェックして、はりきりタイプのウサギさん傾向か、のんびりタイプのカメさん傾向かを確認します。自律神経の乱れはストレス・生活習慣の悪化が生み出すもの。

ウサギ・カメの傾向別に改善の基本ポイントをアドバイスします。

次に、未病のベースとなる「気・血・水」の過不足をチェックし、生活改善アドバイスを行います。

第3章では、骨格の歪みをチェック。長い間の姿勢のクセや生活スタイル、冷えやストレスにより、それぞれ身体に歪みが生じます。歪みは大きく6つのタイプに分類できますが、それぞれにふさわしいエクササイズなどを行うことで、歪みは改善され、自律神経の乱れが整い、「体質の壁」が高くなることを抑えられるようになります。

第4章では、内臓のトラブルをチェック。内臓のトラブルは心身への影響を与え、未病を深刻な状態に進めてしまいます。陰陽五行説に基づいたそれぞれの内臓機能タイプにふさわしい生活改善とエクササイズに取り組むことで、しあわせエイジングの基本がつくれます。

第5章では、実際にエクササイズや生活改善に取り組んだ方の体験談をご紹介します。

最期に免疫学の安保徹先生から、ストレスと自立神経について教えていただきます。

用語について

気：気持ち、気分、気が乗る、元気、天気など、気という文字は使い方によってさまざまに変化しますが、本書では主に「生命エネルギー」という意味で使っています。

経絡（けいらく）：見えない気、つまり生命エネルギーが流れる道のことです。経絡を線路にたとえるとすると、駅に当たる場所がツボです。「体質の壁」を低くし、しあわせエイジングを実現するには、この経絡に気がスムーズに流れるよう、整えることが大切です。
なお西洋医学的概念では、血管、リンパ管、神経も経絡に含みます。

経絡均整ヨーガ（本書では経絡ヨーガ）：経絡概念と均整学を取り入れ、生活習慣のトータルケアを実現するヨーガです。姿勢観察に重点を置き、経絡を活用して歪み改善、「気・血・水」の滞り改善、五臓六腑の機能改善などをはかり、心身の健康維持増進につなげます。

20年分のお疲れをキャンセルしませんか？　「今なんとかしたい」と不安をお持ちの方は、真剣に「20年分のお疲れキャンセル」のお話をさせていただいています。20年間を振り返り、現在との関連を見つけていきます。よくない習慣を断ち切り、今までとは異なる考え方、日々の過ごし方を無理なく見つけていくことで、望む未来を手に入れる方法です。

つまり、「現在のお困りごと、不安はいつから始まっているのか？」と考えてみると、昨日今日のことではないことは確かです。突発的な事象以外は、「いつから」を解いていくと体質に行き当たります。とはいえ、体質は望んで得たものではありません。そもそも最初からある要素でもあります。それは受け入れるしかありません。受け入れて、うまく対処していく。これが賢明な取り組み方です。理解をしていくために自律神経バランスも使いましょう。

潜在レベルの手の届かない部分も、じつはサインを出してくれています。体質を改善するのに習慣力に勝るものはないといっても過言ではないでしょう。ただ、手強いことは事実です。何故なら、「変わりたい！　変えたい！」としながら、一方では「変わりたくない」という心の恒常性維持機能が誰でも働くからです。何気なく過ごしていく毎日の中で、考え方の傾向のように行動の傾向ができあがり、やがて基本の体質にさらなる体質が加わります。やがては生活リズム、パターンもできあがります。そもそも持ち合わせた体質的要素は、確実に育つことになります。体質的要素は変えようとすれば変えることができるのですが、それは変えようとしない限り変わらないともいえます。これからの数十年のために、ぜひ体質を変えていきましょう！

第2章

「体質の壁」の基本をチェック

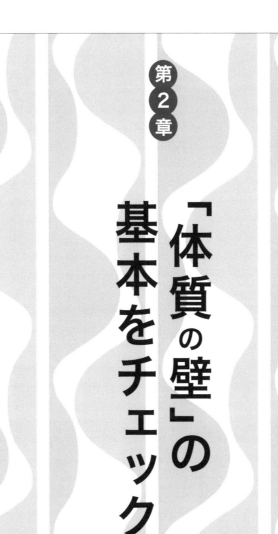

第2章

「健康は自身で守る時代」のパーソナルケア・セラピー

体質の壁の質と高さを知る

パーソナルケア・セラピーを始めるためには、最初に自分自身の「体質の壁」について、その「質」と「高さ」を知る必要があります。

まず「質」については、自律神経（交感神経と副交感神経）のバランスをチェックすることで見えてきます。大まかに分ければ、いつもはりきって動き回っているのは交感神経が優位なタイプ、のんびりゆったりしているのは副交感神経が優位なタイプです。

もちろん誰でも両方の要素を持ってはいるのですが、「どちらによりバランスが傾いているか」で、「体質の壁」の「質」が判断できるのです。そして「高さ」は「未病度」から知ることができます。

未病とは

未病とは、「病気とはいえないけれど、健康ともいえない状態」、「改善しなければ病気に向かう可能性がある状態」のことです。

最近の健康意識調査では、「健康」と答える人の80パーセントが何らかの不調（肩こり、不眠など）

を持っているそうですが、それが未病です。

未病があっても初期の段階でケアをすれば、本格的な病気へと移行するのを防ぐことができます。でも気づいた時点で手遅れだったり、気づきようのない場合もあったりします。

また、不調には気づいていても、その深刻さや重要性がわからず、それゆえ何もできないまま予想以上に病状が進んでしまった、ということもあるでしょう。

未病とわかったら自覚する

大切なのは、未病の段階で「自分には未病がある」と自覚することです。そもそも、これからの時代、予防とは自ら積極的に取り組むべきもの。厚生労働省が２００８年から「メタボリックシンドロームの解消」を目指し、特定健診・特定保健指導を実施し始めたのも、まさに予防医療時代の幕開けを象徴する出来事といえるでしょう。

ちなみにメタボリックシンドロームも事前にその危険性を認識し、自身の「体質の壁」を知った上でライフスタイルの問題点を改善すれば、意外と簡単に脱却できるものなのです。

現代はまさに「健康は自分自身で守る時代」。「体質の壁」が高くなる前に、自身の体質に合ったケアに取り組むことが大切です。

「未来を見据えた予防ライフ」にしていきましょう。3年、5年、10年後の自分、家族を考えてみる。そうすると、今、やらなければいけないことが見えてきます。

「体質の壁」を自律神経（内臓機能関連）の側面からチェック

では「自身の体質に合ったケア」とは、具体的にどんなことでしょうか？

たとえば、便秘が原因で肌荒れがひどくなった人がいるとします。肌荒れを治すには、まず便秘を改善しなくてはなりません。でも、便秘の改善方法は、原因が何であるかによって、まったく異なってきます。

①胃・心臓の機能低下によって、大腸の水分が過吸収になっている。
②肝臓の機能低下によって腸が痙攣《けいれん》する。
③脾臓の機能低下によって腸が弛緩《しかん》する。

いくつか可能性を挙げただけでも、さまざまな原因が考えられます。「肌を美しくしたい」という目的は同じでも、自分の体質に合った方法を選ばなければ、努力は空回りしてしまうのです。

これは心身のトラブルすべてに当てはまる話です。したがって、トラブルを解消したいなら、まず今の自分の「体質の壁」の高さと質を知ることが必要です。

「体質の壁」を知る上でポイントとなるのは、自律神経を司る交感神経の亢進《こうしん》・抑制度合いです。

自律神経は、内臓・血管などの働きをコントロールして体内の環境を整える神経で、本人の意思とは無関係に働いています。自律神経には交感神経（起床時や緊張時の神経）と、副交感神経（就寝時やリラックスしているときの神経）があり、この2つは互いに相反する働きをしています。

この2つのバランスが取れていれば問題ないのですが、多くの場合はどちらか一方に偏《かたよ》ってしまいがちです。そしてそのバランスの崩れ方が激しくなると、さまざまなトラブルを引き起こしてしまうのです。

自分の体質の壁を知る

一般に交感神経優位な人ははりきりタイプ、副交感神経優位な人はおっとりタイプといえます。まず自分がどちらのタイプなのか（体質の壁の質）、そして心身にはどんなトラブルを抱えているのか（体質の壁の高さ）、それらをきちんと知ることから始めましょう。

「体質の壁」の質と高さが把握《はあく》できれば、それぞれの体質に合わせた気遣いや生活上の工夫を取り入れることができ、結果的に「体質の壁」も低く、乗り越えやすいものになっていきます。

生命維持のために働き続ける自律神経。その自律神経バランスの心と身体への表れ方を知ること。疲れを感じる前に、無理がかかっているのを察知できればどんなにいいでしょう。

つまりは日々「お疲れキャンセル」をこまめにすること。体質的に無理のかかるところは同じであったりするのです。ぜひ必要なところを癒してあげてください。

「体質の壁」の高さと質をチェック☑

なかなか治らない心の癖、身体の不調、歪みなども、
自分の体質の壁を把握することで、改善方法が明確になっていきます。
まず、自分の「体質の壁」の高さと質を知ることから始めましょう。

チェックリスト	カメタイプB	ウサギタイプA
心	□憂鬱感を感じやすい ～肝のカメ	□イライラすることが多い～肝のウサギ
	□不満を感じることが多い傾向～肝のカメ	□テンションが高めで怒っているように見える
	□精神的な疲れが慢性的になりやすい	□精神的に緊張していることが多い
	□不安感を感じることが多い。つい独り言を言う	□妙に焦る傾向、気ぜわしく落ち着かない
	□工夫を凝らすことがどちらかというとおっくう	□責任感を強く感じなんとかしようとする
	□うっかりミスの傾向がある	□積極的に先のことを思い考え込む
	□くよくよ後ろ向きに考えることが多い	□無意識にため息が出る
	□息が浅く、何となく元気が出ないと感じる	□些細なことでも気になりやすい
	□不安感が強くおびえやすい～腎のカメ	□周囲に気を遣いすぎる
	□根気がなく集中力が欠ける傾向～腎のカメ	□神経過敏の傾向
身体	□筋肉力の低下、気力の減退を感じる	□筋肉痛 、腰痛、肩こりが出やすい
	□立ちくらみ、眼精疲労が出やすい	□不眠(寝不足・入眠困難)の傾向がある
	□動悸(運動・階段昇降時など)がある	□胃部膨満感
	□舌・味覚の異常がある	□肩こり・上腕の痛み
	□消化力の低下、泥状便になりやすい	□過食の傾向がある
	□全身倦怠感、とくに手足がだるい	□便秘と下痢を繰り返す
	□手足(指)の冷え・しびれ	□肩・首すじのこり背部の異常、のぼせ・汗ばむ
	□息苦しい、咳・喉の渇き、鼻水・くしゃみ	□喉の異常・痛み
	□尿量減少気味	□手足が冷える
	□足腰の冷えが出やすい	□歯茎の疲れ、異常が出やすい

※どちらかといえばその傾向がある、という場合はチェックしてください。

Aのチェック数＋Bのチェック数＝「体質の壁」の高さ
Aのチェック数とBのチェック数のバランス＝多いほうが「体質の壁」の質

体質の壁レベル表

体質の壁の高さ

合計点 体質の壁レベル	ワンポイントアドバイス
★０～５ レベル・・・１	体質に大きな問題はありません。 現状を維持する努力を続けましょう。
★６～１０ レベル・・・２	愁訴（※）はまだ少ないので、そのレベルを上げないことが大事。 ＡとＢのバランスを保つよう心がけ、心身の弱点を補いましょう。 基本のケアを怠らないように。
★１１～２０ レベル・・・３	そろそろ愁訴についての注意が必要です。 ＡとＢのバランスを保てるよう、積極的に改善ケアを始めましょう。
★２１～３０ レベル・・・４	早急に対策が必要です。ＡとＢのバランスを取り戻すケアを ２つ以上同時に始めましょう。パーソナルケアや生活改善に 積極的に取り組み、まずはレベル３になることが目標です。
★３１～４０ レベル・・・５	今すぐ具体的な改善が必要です。生活のすべてを見直し、 できる限りの改善法を日常生活に取り入れましょう。ケア成果を 確認しながらレベル３まで戻すため、専門家の指導を受けることを おすすめします。病院での基本的な検査も必要です。

※愁訴：はっきりとした原因はわからないが不調と感じる状態。いわゆる未病。

A が多い

ウサギさんタイプ（→P32）

交感神経タイプ
陽性★モーレツタイプ

Ａのチェックが多い人は、忙しく、テキパキ動くことが大好きなウサギさんタイプ。「体質の壁」は鉄板のように硬質で、崩すのは手強そうです。

B が多い

カメさんタイプ（→P33）

副交感神経タイプ
陰性★のんびりタイプ

Ｂのチェックが多い人は、のんびりゆったり、焦らないカメさんタイプ。「体質の壁」はフワフワ綿のようですが、それはそれで簡単には崩せません。

ウサギさんタイプ　特徴&アドバイス

ウサギさんタイプは、どちらかといえば「交感神経（機能亢進）タイプ」。「体質の壁」は鉄板のように硬質です。

このタイプの人は、何でもはりきってテキパキやりとげようとします。はりきるのは決して悪いことではありませんが、やはりバランスが大切。

はりきり過ぎた結果、仕事もプライベートもあれこれ抱え込んでしまい、疲労が溜まって心身ともにとんでもないトラブルが発生、ということにもなりがちです。

したがってウサギさんタイプの人は、日頃から意識的に「のんびりでもいい」と自分に言い聞かせ、自己の許容範囲を超えないよう、じっくり仕事することが大切です。休養はこまめに取って、気分転換をはかりましょう。

「どうしてもなかなか休めない」という人は、休養や気分転換も仕事の1つと考え、日常生活に積極的に取り入れることをおすすめします。

A	ウサギさんタイプのアドバイス一覧
基　本	深呼吸を心がける。 とくに「ゆっくり吐くこと」を意識する。
応　用	ゆっくり話す。間をおいて話す。 相手の話をまず聞く。
メンタル	あれこれ抱え込み過ぎない。
食　事	食事の時間をゆっくり楽しむよう心がける。 食事をストレス解消の手段にしない。
改善運動	背中を柔軟にする。 脇伸ばしをとくに念入りに行う。

簡単にできる首ほぐし

エクササイズ

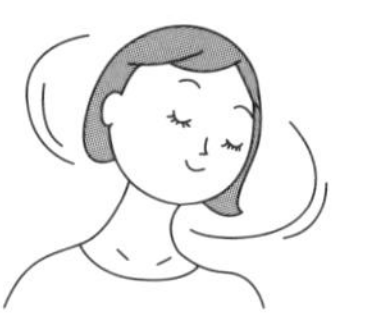

リラックスして座り、ゆるやかに息を吐きながら首をゆっくり回す（苦手な部分はとくにゆっくりと）。首から背中までを丸くするイメージで行うとよい。左右3セット。

カメさんタイプ　特徴&アドバイス

カメさんタイプの人は、どちらかといえば「副交感神経（機能抑制）タイプ」。「体質の壁」は綿のようにフワフワです。のんびり焦らない、じっくりタイプのカメさんは、攻撃的なウサギさんに比べてはるかに穏やか。ときにはモーレツなウサギさんに変身することもありますが、基本的には、ゆったりカメさんに戻ります。

でも、のんびりゆったりばかりがよいとは限りません。心身が緩《ゆる》み過ぎると、それはそれでかえって疲れるものです。それに、仕事を後回しにしていると最後には追い詰められて、心も身体もぐったりしてしまいますよね。

ですから、適度にカメさんタイプの人は、サクサク行動したり考えたりすることを、日常の中に意識して取り入れることが大切です。基本のペースを崩さないよう、また周囲に振り回されないよう気をつけながら、自分自身にテンポアップを課していきましょう。

簡単にできる首ほぐし

エクササイズ

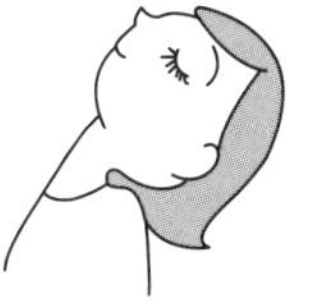

姿勢を正して浅めに座り、息を吸いながら、気持ちよく感じる状態を保ちつつ十分に反らす。1,2,3 で吸いながら反り、フーッと楽な状態に戻す。一呼吸したら2回目を行う。3セット。

B　カメさんタイプのアドバイス一覧

基　本	無理のない範囲で、日常生活をテンポアップしてみる。
応　用	やろうとしたことができなくても、自分自身や他人を責めない。行動ペースを変化させることをおっくうがらない。
メンタル	心の許容範囲を少しずつ強化し、広げる。
食　事	適度に運動をして、適量の食事をする。身体を冷やす食事をしないよう、気をつける。
改善運動	反る動き、ねじる動きを念入りに行う。

「気・血・水」で未病タイプをチェック

未病のタイプを確認する

先のチェックで、自分の「体質の壁」の質、すなわちウサギさんタイプかカメさんタイプかが判断できたと思います。次は「気《き》・血《けつ》・水《すい》」の観点から、未病のタイプを確認しましょう。

「気・血・水」とは、人体を構成する要素のこと。自律神経が生命レベルの基本をコントロールする司令塔なら、体内を巡る「気・血・水」は、心身を養う基本要素といえます。「気」は大気から清気を、「血・水」は食物から栄養を受け取りますが、この3要素のバランスが整って働いていれば、「調子がよい状態」を保つことができます。

でも、いずれかの成分が足りなかったり滞ったりしていると、バランスが崩れ、その警告が自覚症状となって心身に現れます。これが「未病」。未病を放っておくと、「体質の壁」は補強され、どんどん高くなってしまうのです。

「気・血・水」の3つは、ウサギさんタイプにもカメさんタイプにも必要な要素です。次ページのチェックを行えば、自分には何が足りなくて何が滞っているのか、すぐにわかります。

それぞれのタイプに適した栄養・運動・休養アドバイスを紹介しますので、ウサギさんは頑張り過ぎに注意して、カメさんは少し積極的にトライしてみてください。

気

気のチェック

気虚《ききょ》(気が不足)

2 → P36

- □疲れやすく、やる気が出ないことが多い
- □食欲不振になることが多い
- □風邪を引きやすい
- □下半身太りで上半身は痩せ気味
- □肌にハリがなく、たるみやすい

気滞《きたい》(気が過多)

1 → P36

- □イライラしやすい
- □過食になりやすい
- □ゲップやおならなどをするとスッキリする
- □体重の増減が激しい
- □吹き出物が出やすい

血

血のチェック

血虚《けっきょ》(血が不足)

4 → P40

- □めまいや立ちくらみがする
- □唇の色が薄い
- □顔色が悪くつやがない
- □不眠になりやすく熟睡感に欠ける
- □ときどきこむらがえりを起こす

血滞《けったい》(血が過多)

3 → P40

- □頭痛などの痛みがある
- □唇がチアノーゼ(青紫)気味
- □慢性的に肩こりがある
- □下半身が冷えやすい
- □肌がくすみやすくシミができやすい

水

水のチェック

津虚《しんきょ》(水が不足)

6 → P44

- □唇の皮がむけやすい
- □便が硬くなりやすい
- □咳が出やすく、止まりにくい
- □喉が渇きやすい
- □肌がかさつきやすい

水滞《すいたい》(水が過多)

5 → P44

- □胃がぽちゃぽちゃすることがある
- □どちらかというと下痢しやすい
- □雨の日に体調を崩しやすい
- □痰《たん》がからみやすい
- □吹き出物が治りにくい

あなたはチェックの数が多いところのタイプです。
チェック数が同じ場合は、どちらのタイプもあてはまります。

気タイプの特徴とアドバイス

気は生命エネルギー、元気のモト

気は生命エネルギー、いわば人の元気のモト。気・血・水の中でも、最も基本となる要素です。

人は呼吸によって宇宙の大気を体内に取り込み、不要なものを体外に放出しています。ひと頃日本でもデトックス（解毒）が流行しましたが、じつは人は日々呼吸によって、デトックスを行っているのです。

といっても、普段の呼吸では出し切れないものもあります。だからこそ、意識して深い呼吸を行い、清気をたっぷり取り入れ、濁気をしっかり出すことが重要です。

ウサギさんタイプもカメさんタイプも心が病んだときは呼吸に元気がなくなりますし、怒ったときには身体によくない毒素や邪気が生じるものです。心と身体は深く関係していますので、両方をケアしながら「体質の壁」外しを実践していきましょう。

特徴とアドバイス

1. 気滞タイプ

心身に必要な気が過剰で停滞している状態。元気はあるので、無理はききますが、それが逆にストレスにつながります。イライラしたり、急にため息が出たり、消極的傾向になりがちです。

★元気はあるが、気が渋滞しているため、結局は気が不足した状態になる。
★渋滞した気を発散するため、おならやゲップが多い。

●養生ポイント●
几帳面で責任感が強いのもほどほどに、心の発散が大切です。柑橘類の皮を干してお風呂に入れたり、部屋に置いたりすると、その香りが緊張をやわらげてくれます。

2. 気虚タイプ

心身に必要な気が足りない状態。消化機能が弱くて疲れやすく、免疫力も弱い傾向があります。

★もともとの素質として気が足りない人は、早産、難産に注意。
★気の材料が足りない、またはその材質が悪い人は、自分では気をつくり出すことができず、消化力・吸収力・免疫力が弱い。
★気の巡る力が低い、または弱い人は、呼吸力・循環力が弱い。

●養生ポイント●
食事の質と量に配慮し、積極的に動き、かつ休みましょう。

気滞タイプの栄養アドバイス

※注意点

・食事の量はとくに減らさず、種類を多くしてバランスのよいメニューを心がける。
・ミネラル、カルシウムを多く含む食材をたっぷり摂る。
・食事がストレス解消の手段になりやすい。過食しそうなときは、散歩など身体を動かしてストレス解消を。

おすすめ食材	簡単！　食の薬膳的改善
シソ、セロリ、ニラなどの香味野菜や香辛料を上手に利用する。	◯薬膳カレー 香味野菜、香辛料、薬膳素材を使ったカレーがおすすめ。
おすすめ薬膳素材	**簡単元気茶**
みかんの皮、シソ、ショウガ、こしょう、八角	シソを刻みお湯を注ぐだけ。台所で簡単につくれ、イライラ解消に役立つ。 ※ハーブの一種、フェンネルもおすすめ。

気虚タイプの栄養アドバイス

※注意点

・朝食抜きや無理な食事制限はＮＧ。まずは胃腸の疲れを取る。
・食事の質と量に注意。とくに身体を冷やす食べ物は避ける。朝の薬膳粥がおすすめ。

おすすめ食材	簡単！　食の薬膳的改善
気を補う穀類、イモ類、豆類	◯薬膳粥 米にハスの実、ナツメ、はと麦などを入れてコトコト炊く。
おすすめ薬膳食材	**簡単元気茶**
ハス実、松の実、ナツメ、はと麦	ナツメを１個カップに入れ、お湯を注いで２分待つ。 ※手に入るなら、高麗ニンジンのスライスを１枚プラスするとさらに効果的。

気タイプの運動アドバイス

以下のエクササイズを気滞タイプはしっかり、気虚タイプは無理せず、行おう。

気滞タイプの運動アドバイス

しっかり動くのがおすすめ。消耗する動きも最初は大変でも、もともとは元気があるので、動くことで充電できる。使った身体のケア、歪み改善、筋肉疲労の解消は必須。手を抜かないように。

気虚タイプの運動アドバイス

激しく消耗するような運動は最初は逆効果。無理なく実施、少しずつ鍛錬を。ゆっくりめより、シャキッとできるぐらいの程度に力を使うこと。心身に必要性を刺激として届けるのがコツ。

★背中をほぐして気の流れをスムーズに！

ポーズ1 いつでもどこでもポーズ

①机などに手を伸ばした状態で置く。
②息を吐きながらおへそを見て背中を猫のように丸める。
③息を吸いながらゆっくり骨盤から反らせ斜め上を見る。
3～6回繰り返す。

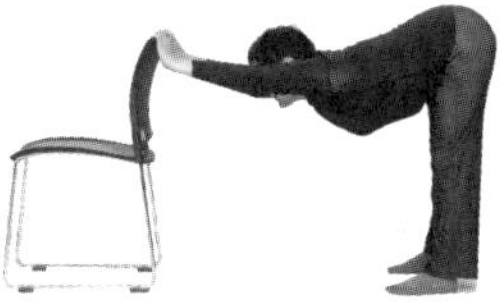

★股関節を柔らかくして気を下半身に流そう！

ポーズ2 アンチエイジングポーズ

①手を腰にあて、膝を軽く曲げ、内から外へと回す（何かにつかまってよい）。
3～6回繰り返す。
硬いほうはさらに3回プラス。

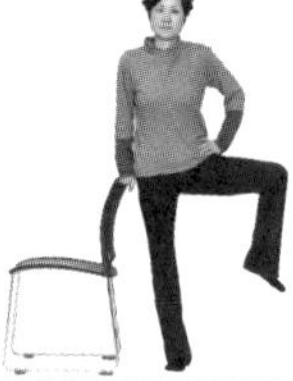

★上がった気を下げよう！

ポーズ3 ほっと一息リラックスタイムに

①足の指をグー、パーする。
②足首を回す。

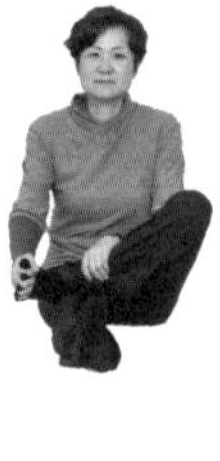

気タイプの休養アドバイス

気タイプの休養のポイントは気分転換にあります。静養と動養をセットにし、五感を刺激して気分を切り替えましょう。

中医学で「一日決算」という表現があるように、その日のストレスや疲れは、その日のうちに解消するサイクルをつくることが大切です。さらには1週間、1か月、1年と、心身をリセットするタイミングをこまめにつくっていくとよいでしょう。

もう1つのポイントは、自然のダイナミックな気の力を借りることです。気虚の人も気滞の人も、海・山・湖などでのキャンプ、ハイキング、登山、ダイビングなど、自然の中で過ごす機会を積極的につくりましょう。とくに森林の中や樹木のそばにいると、それだけで素敵な気が通います。

自身のスキルや体調、気分に合わせて、最初はデイキャンプから始めるのもよいでしょう。おにぎりを持って、海辺や湖畔にハイキングに行くのもおすすめです。自然に触れ、開けた空の下で過ごせば、元気が出てこないわけがありません。陽だまりの中に座り、本を読むだけでも効果はあります。気タイプの休養の第一歩は、戸外に出ること、そして身体を動かすこと。戸外で清気を取り入れ、基本の元気を充電しましょう。

なお、気滞の人は、自身の体調や体力も考慮した上で、ハイキングなど動養を多めに取り入れるとよいでしょう。気虚の人は、自然の中で読書するなど静養を多めにします。普段からはりきり過ぎないよう、上手にエネルギーを配分しましょう。

カメさんは

身体を動かし始めると、すぐに休みたくなるかもしれませんが、少し頑張って。最初の20分はゆっくりでいいから休まない。

POINT !!

ウサギさんは

動きすぎないこと。休養しようとして疲れていたら意味がありません。遊びといえど、予定をぎっしり入れ過ぎないように。

血タイプの特徴とアドバイス

血の役割

血の役割は常に全身を巡り、身体に栄養を供給し、潤《うるお》すことです。また、血は精神活動の支えでもあります。

血の内容（質と量）が悪いと、全身の滋養が低下しますし、脳の働き（知能、能力）にも大きな影響を与えます。自律神経も昼間は交感神経が働き、夕方からだんだん副交感神経に移行しますが、このスイッチの切り替えにも、血が重要な働きを担っています。

血をつくるのは主に食ですが、気や水も深く関わっていますので、食（栄養）、呼吸（運動）、水（休養）のバランスを整えるのは大切なことです。ゆったりできない、物忘れが激しい、集中できないなどの問題を自覚している人は、血を見直しましょう。

4. 血虚タイプ	特徴とアドバイス	3. 血滞タイプ
心身に必要な血が足りない状態。肌につやがなく、全身が乾燥した感じ。なんとなくイライラし、不安感があります。疲れているのに眠れず夢を見がち。生理不順、無月経を伴うこともあります。		心身に必要な気が過剰な状態。血の流れが渋滞を起こし、淀んでいます。皮膚は浅黒く、くすみがちでがさがさ気味、唇の色も悪く、傷跡や日焼けの痕跡が黒く残ります。
★血の質が悪く、必要な栄養素が不足。量も少ない。 ★血をつくる力が低く、弱い。 ★血を巡らす力が低く、弱い。呼吸力・循環力が弱く、血が流れにくい。		★血を巡らす力が低く、弱い。運動不足だとさらに呼吸力や循環力も低下し、ますます血が停滞する。 ★ストレスによる肝臓、心臓の機能低下も血の停滞の原因になる。
●養生ポイント● 食生活の見直し、食環境を整えましょう。早食いや考え事をしながらの食事などは控え、よい材料を使い、適量を守った食事を心がけるように。		●養生ポイント● 食生活や食環境の見直しが必要。栄養不足も栄養過剰もよくありません。身体を動かすとともに、冷えを解消することも重要です。

血滞タイプの栄養アドバイス

※注意点
・ショウガ、にんにく、ラッキョウなどの辛味野菜は血行促進に効果的。
・酢も血行を促すが、胃腸の弱い人は摂り過ぎに注意。

簡単！　食の薬膳的改善	おすすめ食材
○ショウガの活用 ご飯を炊くときにショウガの絞り汁を入れるなどして、日常生活に生姜を活用。	黒豆、ショウガ、タマネギ、ニラ、ネギ、ラッキョウを積極的に摂取。辛味野菜もおすすめ。

簡単元気茶・黒豆茶	おすすめ食材
○ショウガの活用 黒豆を乾煎りし、お湯を注ぐ。 ※ハーブティーならローズ茶がおすすめ。	ベニバナ、サンザシ、ウコン

血虚タイプの栄養アドバイス

※注意点
・ドライフルーツ、ナッツ類、実の物で血液を補充。

簡単！　食の薬膳的改善	おすすめ食材
○鍋料理 おすすめ薬膳素材をしっかり煮込んで、そのエッセンスをいただく。	黒い食材(黒米、黒ゴマ、黒豆、ひじきなど)、赤い食材(ニンジン、レバー、ナツメ、プルーンなど)を積極的に摂取。甘味と酸味の食材を一緒に使うと、より効果がアップ。

簡単元気茶	おすすめ食材
クコの実をカップに入れてお湯を注ぐ。 ※薬膳的には、ハブ茶や明日葉(あしたば) 茶もとてもよい。	ナツメ、クコの実、松の実

血
タイプの運動アドバイス

（以下のエクササイズを
気滞タイプはしっかり、
気虚タイプは無理せず、
行おう。）

血滞タイプの運動アドバイス

血行をよくする運動は必須。運動不足だとますます血滞になります。運動の前に大きな関節、腰、股関節、膝、肩、首などをとくによくほぐし、心身を調整しましょう。運動後の整理体操を忘れずに。

血虚タイプの運動アドバイス

血を増やすためにはきちんと動き、しっかり睡眠を。疲れやすいからといって動きが少ないと血は増えません。骨盤の歪みを修正してから、軽めの散歩などからスタート。強度を徐々に上げましょう。

ポーズ 1 いつでもどこでもポーズ

★脇をほぐして気の流れをスムーズに！

①左手を左ウエストに当て右手を上げ、息を吸いながら上に伸びる。
②ゆっくり息を吐きながら、身体をねじらないよう右体側を伸ばしていく（左側にCの字を描くイメージ）。
左右各３回繰り返す。

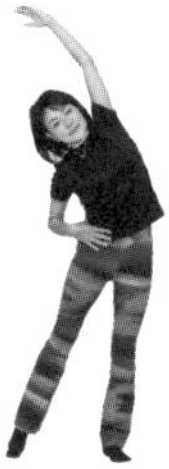

ポーズ 2 アンチエイジングポーズ

★屈伸は血の循環がよくなりお肌もつるつる！

①膝を軽く屈伸する（何かにつかまってもよい）。
３～６回。足は腰幅に広げてもよい。

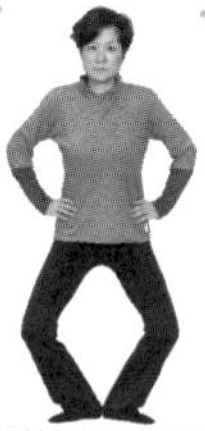

ポーズ 3 ほっと一息リラックスタイムに

★縮んだ脇を伸ばせば血の環境がスムーズに！　姿勢もよくなる！

①横になり足を上げ、脇の力を抜いて床に押し下げるようにする。
②３～６呼吸保ち、ゆっくり戻す。
左右各３回行う。

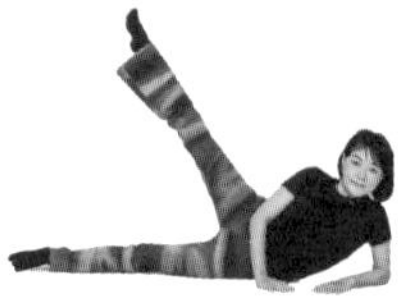

血タイプの休養アドバイス

血虚タイプの人は「何となくだるい」と感じる場合が多いかもしれません。でも昼間は少しはりきって、しっかり動きましょう。そのためには、ぐずぐずと夜更かしせず、早く寝て早く起きること。体内時計の正常化のためにも、早寝早起きが大事です。

また、睡眠レベルは血のレベルにも大きな影響を与えます。不安や焦りが募ると、熟睡の妨げになりますので、夢をよく見るようになったら、積極的に休養を取りましょう。

このタイプには「朝から日中にかけてよく動き、夕方からゆったりと休む」パターンの休養がおすすめです。そしてもう1つ「よく食べて、よく出す」ことも大切。「どうして？なぜ？」と堂々巡りするのをやめて、きちんと料理し、きちんと食べ、きちんと休養を取ることを心がけましょう。

一方、ストレスと戦う気持ちが強いのが血滞タイプの人です。このタイプの人は、慢性的または急激に過度のストレスがかかりやすく、その結果、気の巡りを調整する肝の働きが鈍くなり、血の渋滞や停滞、淀みを生んでしまいがちです。

そんな血滞タイプの休養には、日常を忘れてまったく違う環境に身を置く転地療法が一番です。身体を使うのもよいのですが、むしろ映画や演劇、音楽など、感動できるものに接して心を潤しましょう。前向きな性格の友人とおしゃべりするのもＧＯＯＤ。ストレスをこまめに緩和し、真面目さも半分に抑えられれば、気持ちの滞りが解消し、血の巡りもよくなります。

カメさんは

単に休めば楽になるともいえません。休み過ぎもよくないので、「よく動きよく休む」を心がけて。

POINT !!

ウサギさんは

動き過ぎると、血虚・血滞の両方の症状が生じることも。まずは栄養・運動・休養のバランスを取ること。

水タイプの特徴とアドバイス

水は津液といい、心身を支える重要な要素

水は中医学で津液《しんえき》といいます。津液は、気・血とともに心身を支える重要な要素。心身を潤したり、何らかの活動をした後の興奮を静めたりする役割を担っています。

津液がつくられるのは夕方から夜。十分な休養と睡眠が取れれば、津液は十分に活動でき、心身の興奮を静めてくれます。よって睡眠の質も高まり、熟睡できるようになり、元気のモトがつくられていきます。

ただし、元気のモトをつくろうと水分を摂り過ぎるのは逆効果。過労やストレスを上手にコントロールして、津液の無駄遣いをやめることを心がけましょう。

津液の働きを高めるには、五臓の連携プレーをスキルアップし、歪みを改善してストレス耐性を高め、身体の正しい欲求を受け入れられる心の素直さや強さを育てることが大切です。

特徴とアドバイス

5. 水滞タイプ

心身に必要な津液が余っている状態。体内に不要な水があふれており、気や血の働きの邪魔をしています。

★水の内容が悪い（質・量ともに適切でない）。美食傾向、栄養不足傾向がある。
★水を巡らす力が低く、弱い。
★気が弱くても水は停滞気味になる。

●養生ポイント●
余った津液がむくみとなるので、水分がほしくなるような濃い味のものは控えましょう。冷えを追い出すような食事と運動、十分な睡眠も大切です。その日の疲れはその日のうちに取りましょう。

6. 津虚タイプ

心身に必要な津液が足らない状態。夜型タイプに多く、よく動き元気な反面、持久力がありません。水はたくさん飲むのにトイレにはあまり行かず、身体は乾き気味です。

★津液の質が悪い。
★津液をつくる力や巡らす力が低く、弱い。
★呼吸力が弱く流れにくい。

●養生ポイント●
まずは食生活の見直しを。津液が働くのは夜なので、質のよい睡眠の確保も大切です。加えて働き過ぎ・食べ過ぎ・考え過ぎも禁物。もちろんその逆もNGです。

水滞タイプの栄養アドバイス

※注意点

・水分代謝が悪く水太りしやすいので、水分（果物や酒も含む）の摂り過ぎに注意。
・飲み物は温かいものにする。

簡単！　食の薬膳的改善	おすすめ食材
○果物はドライフルーツを活用。 ※りんご煮などもよい。	はと麦
簡単元気茶	**おすすめ薬膳素材**
玄米を乾煎りし、お湯を注ぐ。 ※高麗ニンジンのスライスを１枚プラスする高麗ニンジン茶もおすすめ。	ショウガ、金針菜

津虚タイプの栄養アドバイス

※注意点

・水分の摂り過ぎは逆効果。
・冷たい飲み物は控える。
・強壮剤、香辛料は控えたほうがよい。

簡単！　食の薬膳的改善	おすすめ食材
○山芋粥 山芋（乾燥した漢方素材）をしっかり煮込んで、そのエッセンスをいただく。	果物類、あさり、しじみ、そば、もち米、鶏卵
簡単元気茶	**おすすめ薬膳食材**
クコの実をカップに入れてお湯を注ぐ。 ※アップルティーなどフルーツティーもおすすめ。	みょうが、山芋、ナツメ、クコの実、松の実

水タイプの運動アドバイス

以下のエクササイズを
気滞タイプはしっかり、
気虚タイプは無理せず、
行おう。

水滞タイプの運動アドバイス

とにかく動いて汗をかくこと。余分な津液を、動きながら発散しよう。少々疲れても翌日に持ち越さない程度に動くこと。友だちと素敵なウェアを身にまとったりして、楽しみながらしっかり動こう。

津虚タイプの運動アドバイス

余分に汗をかいてさらに津液を消耗しないように。ヨーガ、気功など気がきちんと動き、元気を充電できる運動をしましょう。動いた後は休息を。足腰のだるさには十分なほぐし、マッサージを。

★伸びのポーズで淀んだ水を流そう！

①机などに手を伸ばした状態で置き、ゆっくり息を吐きながら、十分背中を伸ばす。
②そのまま天井を見るようにして骨盤からねじり、天井を見るようにして、ゆっくり戻す。

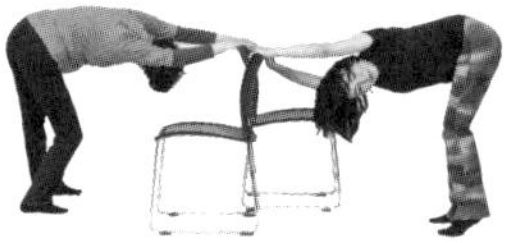

ポーズ1 いつでもどこでもポーズ

★水の循環をよくして、肩周辺、首のシミ、しわ対策！

①手首からしっかり曲げ、指先を肩先に置き、腕と肩を後ろに３回、前に３回ずつ回す。
３～６回。回し終わったらゆっくり手を下ろし１呼吸。
１～３回行う。

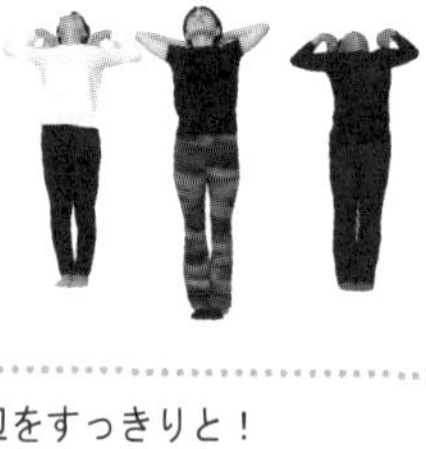

ポーズ2 アンチエイジングポーズ

★水の流れを全身スムーズに！　お尻周辺をすっきりと！

①横になり膝を立て開脚。
②骨盤から左右に倒す。
左右６～10回。
足を倒すのと同時に反対側の手をしっかり上に伸ばす。

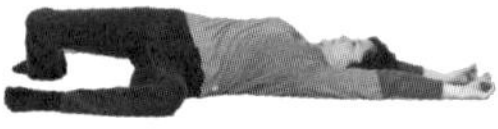

ポーズ3 ほっと一息リラックスタイムに

水タイプの休養アドバイス

津虚タイプは、基本となる元気をつくる力が加速度的に低下していきます。その状態を改善するには、できる限り生活環境を整え、夜にしっかり休むことが大切。昼間の休養と夜間の休養はまったく質が違います。夜に休息を取ることで、心身の興奮を静める役割の津液が十分につくられ、十分に働くようになるのです。

また、そわそわする癖を軽減し、心身ともにゆったりと、落ち着ける過ごし方を見つける努力も必要です。滞在型健康改善施設などを活用するのもよいでしょう。

一方、水滞タイプは、寒いのも暑いのも苦手で、少し動くと「疲れた」を連発するタイプです。運動機能の効率が悪く、息切れ動悸なども出やすいのですが、それを心配してさらに動きを制御するため、ますます運動機能が落ちる……という悪循環に陥りがちです。しかも、だるいからといってだらだらしていると、動くのは口だけで、結局必要以上に食べたり飲んだりしてしまいます。このタイプはもともと気の流れも悪いので、消化が始まると眠くなり、横になるからさらに気の流れは悪くなる……という結果に。これではせっかく休養の時間を取っても、疲れはまったく抜けません。

ですからこのタイプは、食生活を改善して消化器系を労わるとともに、あえて疲れるぐらいよく動き、余分な津液を身体の外へ出すことがポイントです。常に機敏にふるまい、戸外で汗をかくぐらい動き、少なめに食べてよく眠る。こういったことを心がければ、あっという間に軽快ではつらつらとしたタイプに変身できるでしょう。

POINT !!

ウサギさんは

動き過ぎがたたって津虚タイプになる人も多いはず。乾燥やかゆみが出はじめたら、待ったなしで休暇を取りましょう。

カメさんは

休養中に甘いものや刺激的なドリンクがほしくなったら要注意。体を動かすと飢餓感も減るので、積極的に動きましょう。

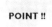

「気・血・水」が整うと元気の貯金ができて、「体質の壁」は低くなる

「気・血・水」は、内臓諸器官で元気を生産するために必要な要素です。「気」は生命エネルギーであり、呼吸によって身体に取り入れることができます。「血」は栄養、「水」は身体に必要な水分すべてを指しますが、「血」と「水」の過不足は精神状態にも深く関係してきます。

この「気・血・水」は、経絡《けいらく》に沿って全身をくまなく巡りながら、身体の調子を整えていきます。これらがスムーズに流れていれば、身体は元気を保つことができます。それは、電車がトラブルなく走っている地域は街も活性化する、というようなものです。

ところが、「気・血・水」のバランスが崩れてくると、流れは滞り、詰まり、淀んできます。身体の諸器官には必要な栄養が運ばれず、力が生まれません。電車でいえば、線路がさびて荷物を運べない状態です。このような状態が続くと、心はうつ傾向になり、体温は低下して冷えが深刻化し、ストレスに弱くなります。その結果、自律神経が乱れ、自然治癒力は低下し、未病度は悪化してしまうのです。

「気・血・水」の乱れを解消するための主な方法は本章で紹介してきたとおりですが、じつはもう１つ、どのタイプにも共通する重要なポイントがあります。

それは「心と身体の冷えを取り、温める」ということ。心の冷えは心を動かす、つまり感動することで温め、身体の冷えは外からはお灸やお風呂で、内からは運動や食事で温めていきましょう。

日常生活では冷たい食べ物や飲み物を避け、衣食住でも冷えに注意して、くよくよせず上手に気分転換をはかること。そうすれば内臓機能もアップし、ストレスに強くなり、少々のことでは心も身体もへこまず、元気を貯蓄できるようになります。その結果、「気・血・水」はスムーズに流れるようになり、自律神経も整い、「体質の壁」越えがとても楽になるのです。

身体の外と内から冷えを改善し、自分に合ったケアを続けていきましょう。継続することで、元気貯金の力「養生力」は育ちます。

第3章

体質別ケア

歪み編

第3章

歪みを直せば「体質の壁」を低くできる

体質の壁の質と高さを知る

この章では、身体の歪みを改善する方法を学びましょう。

歪みはその字の成り立ちからもわかるとおり、「正しくない」という意味です。

具体的には、筋肉と骨格（運動系）のバランスが崩れた状態を指します。このバランスが崩れると、体内に張り巡らされている神経もうまく働かなくなります。家にたとえると、骨格が土台や柱、筋肉が壁、神経が水道管、ガス管、電話線などのライフラインです。土台や柱や壁が歪めば、ライフラインも正常に機能しなくなるのは当然のことです。

さらに、人の身体には歪みに加えて、もう1つ自律神経の働きに悪影響を与えるものが存在します。それが「冷え」です。通常、身体が温まると血管は拡張し、副交感神経（カメさんタイプの神経）が優位になります。逆に冷えると、血管が収縮し、交感神経（ウサギさんタイプの神経）が優位になります。

この2つの相反する神経は常に拮抗しながらバランスを保ちますが、冷え性は自律神経のバランスが大きく乱れた血行不良状態のことで、慢性化すると痛みやしびれ、不定愁訴などが起き、病の温床にもなります。

歪み改善に役立つ経絡ヨーガ

今の時代、内臓は年中冷たいものにさらされているので、もともと冷え性になりやすい環境といえますが、ここへさらに追い打ちをかけるのがストレスです。やけ食いや買い物程度で解消できるストレスならよいのですが、限度を超えた場合、自律神経は何とかストレスに耐えようとして頑張るため、血管が収縮して血行不良となり、冷え性を引き起こしてしまうのです。

筋肉と骨格のバランスを整えて身体全体の歪みを修正すれば、自律神経の働きも回復するため、冷え性も改善され、痛みやしびれの解決にもつながります。人には誰しも驚くような自然治癒力や免疫力があります。そして心身が軽快さを取り戻し、日々穏やかに過ごせるようになれば、「体質の壁」も今以上に高くならずに済む、というわけです。

この章では、「体質の壁」をつくっている一因でもある「歪み」を6つのタイプに分けた上で、それぞれの特徴や生活上のアドバイス、歪み改善に役立つ経絡ヨーガなどを紹介していきます。自身のタイプに合った経絡ヨーガを無理せずに続けてください。毎日続けることで、歪みが改善され、軽快になった心身に気づくことでしょう。

実践してみるとわかりますが、必要な動きは苦手であったりします。やりやすい好きな動きよりも、動きにくい動きをいかにやりやすくしていくか、が大切です。

体質別パーソナルケア・セラピー

歪みの改善運動は、日々の生活の中で簡単に取り入れることができます。歪みを改善できれば、身体の動きも快適になって気分も上々。気が乗らずになかなかできなかったことが、短時間に片づくようになります。そうすると内臓の働きもよくなり、大きなトラブルも解消されていきます。

つまり、歪みの改善は体質の壁を低くして越えやすくするための、とても簡単な方法なのです。

とはいえ、人それぞれ歪みのタイプは異なります。ストレスや負担のしわ寄せが身体のどの部分に行くかによって、歪みのタイプが分かれるからです。

まずは自身の歪みがどのタイプにあたるかを、左ページの方法でチェックしてみましょう。自分の歪みのタイプがわかったら、それぞれの歪みのタイプに合ったエクササイズを実践していきます。自身に適したケアができれば、筋肉や骨格の歪みを正して、身体のバランスを回復させることができるでしょう。

※今回、歪みチェックについての動画を撮影しました。

ご視聴いただき、歪みチェックの際にお役立ていただけたら幸いです。

https://menekiup.net/yugami-check/　パスワード：yugami

基本経絡ヨーガの注意事項

タイプ別基本エクササイズの目的は、楽に動けるようにすることと体型の改善です。エクササイズは、1日1回実施すればOK。継続しましょう。

特別改善経絡ヨーガの注意事項

①身体が硬いと感じる方。コリの歴史が長い方は、最初は十分できなくてもOK。動きに脱力を上手に取り入れましょう。

②何となく力がない方は、脱力してポーズを保ち、1呼吸。力を充実させるように、少し頑張りましょう。

③やりにくい動きこそ必要な動きです。頑張って。

④深く眠ることができ、快適に目覚めるようになれば効果てきめん！　特別改善経絡ヨーガはお休みします。

⑤お布団などの柔らかいものの上は避けましょう。1つの動きを1日1回だけ行います。

⑥空腹時、入浴直後は避けます。大小便の用はすませてから。

ウサギさんは、頑張り過ぎないように注意して！カメさんは「動きたくな～い」などと言わず、少し頑張りましょう。

●歪みのチェック●

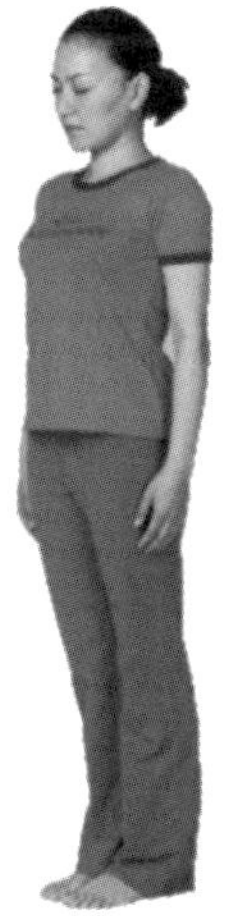

目を閉じてリラックスして立つ

①両足のつま先とかかとを揃えて立ちます。

②目を閉じ、とくに肩と腹部を意識しながらじっとしていると、身体に揺れが起こります。

③その揺れ具合がそのまま歪みタイプとなります。

1 前に揺れる（→P54）

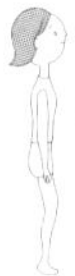

姿勢の特徴

顔は上向き気味。つま先に重心がかかるため、膝と腕が前に出ている。

2 後ろに揺れる（→P58）

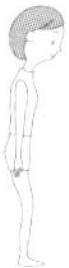

姿勢の特徴

顔は下向き。かかとに重心がかかり身体は後方に傾き、腕も後方に出ている。

3 左に揺れる（→P62）

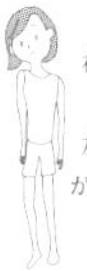

姿勢の特徴

右肩が上がり頭は右に傾いている。左肩・左腸骨は下がり、重心は左足。

4 右に揺れる（→P66）

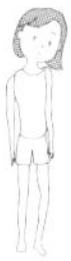

姿勢の特徴

左肩が上がり頭は左に傾いている。右肩・右腸骨が下がり、重心は右足。

5 右に回転して揺れる（→P70）

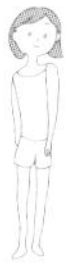

姿勢の特徴

左肩が前に出る。上体は右にねじれ、重心は右足かかとと左足の親指側。

6 左に回転して揺れる（→P74）

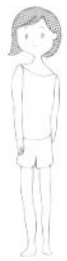

姿勢の特徴

右肩が前に出る。上体は左にねじれ、重心は左足かかとと右足の親指側。

フォーム1

前重心の人の特徴とエクササイズ

頭脳型（陽性）　揺れ方＝前に多く揺れる

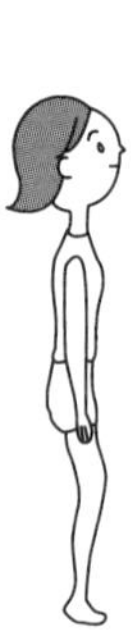

★特徴

顔は小さくて逆三角形が多く、鼻はくっきりとしていて首は太め（もしくは長い印象で硬くコリがある）。普段から顔が上向きになりやすいが、緊張するととくにその傾向が強まる。

身体は細長型で骨が前に張り出している。上胸背部から頸部にかけて力がみなぎり、緊張度が高い。腰の上のほうも緊張度が高く、全体の印象としては背筋が鉛筆のようにピンとなっている。

★重心

身体は前に傾き、重心はつま先側にある。

★性格の傾向

ストレスが大脳に直結するタイプ。とりあえず頭で考え、納得してからでないと身体が動かない。すべてのことを頭で理解して受け止めるので、食べ物も好き嫌いよりは栄養の有無などで判断する傾向がある。

また、現実を見るよりは空想するほうが得意で、希望的観測を抱きがち。思考性が高く理想的である反面、感情的でもある。

ただし刺激的な衝動などに即座に反応することは少ない。

★疲れやすい部分

下肢の前側が緊張しやすく疲れやすい。前傾が緊張からこりやすく太くなる。

★注意したい病気

脳溢血など頭に血が上る病気。目や耳、間脳に関連する病気。そのほかノイローゼ、胃下垂、便秘、不感症、喘息などがある。

★改善運動のポイント

前屈は得意だが反りの動きが苦手。前屈を普段からよくすることで、心身機能のバランスがよくなる。

エクササイズ

【朝晩に】

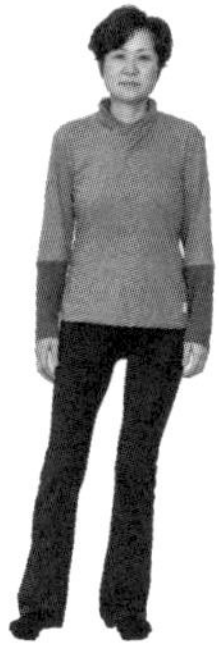

①
経絡棒踏み

【いつでも気づいたら】

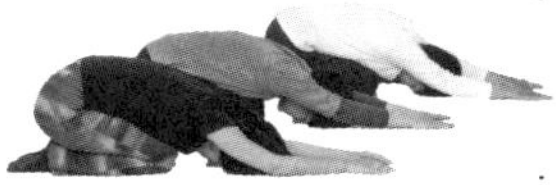

②
基本経絡ヨーガ

【寝る前に１回】

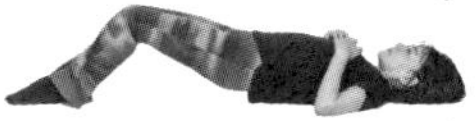

③
特別改善経絡ヨーガ

生活アドバイス

★首、足首、手首を冷やさない。

★首、足首、手首をよく回し、ほぐす。

★比較的こまごまと動くタイプなので、日常にリラクゼーション系のアイテムや運動も取り入れ、脳をよく休めるようにする（たとえば、ヨーガ、気功、アロマ、フェイシャルまたはボディトリートメント、ソフトな整体など）。

★「休むのが下手」という自覚がある人は、「休息も仕事のうち」と考え、仕事のサイクルにあらかじめ休息を取り入れ、こまめに休むよう心がける。

★普段からミニ瞑想タイムを持つ（２分程度、目を閉じゆっくり深い深呼吸をする）。

このタイプは何かを考えるのではなく、ぼんやりすることが必要。

1 フォーム1のエクササイズ

経絡棒踏み

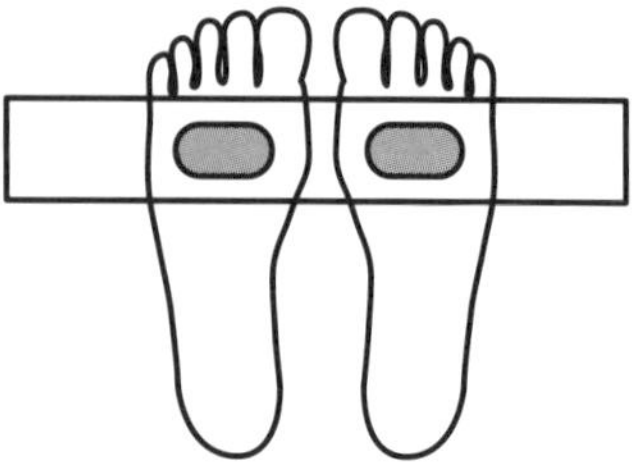

前側：痛いけれど気持ちがいい程度に１〜３分踏む。

※イライラを鎮めるのに効果あり！　よく眠れます！

基本経絡ヨーガ

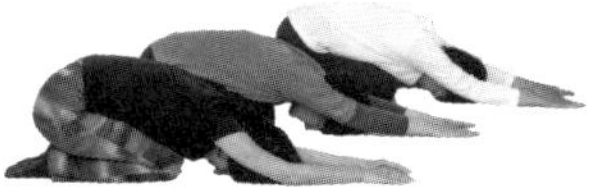

①正座から、十分前に手を伸ばす。
②ゆったり腹を緩める呼吸を３〜６呼吸。

※閉脚でお腹が苦しければ、膝を開く。
※お腹が緩むと、いろいろなことに対して「まあいいか」と余裕が出ます。

日常生活動作での諸注意

○普段から首がこりやすいので、こまめに首回しをする。

○とくにパソコン操作やデスクワークをしているときは、つい画面や資料を一生懸命に見てしまい、目の疲れから首がこることもあるので注意。

○目にアイパックをしたり、首にホットタオルを当てたりスカーフを巻いたりするのも、首の疲れを癒やすのに効果的。

特別改善
経絡ヨーガ

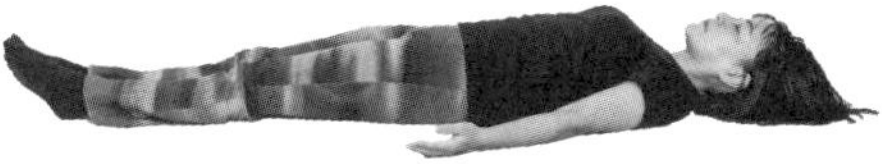

①仰向けに寝て両足を揃えて伸ばす。

②両足を足の寸法分（たとえば24cmなど。おおよそでOK）引き寄せる。

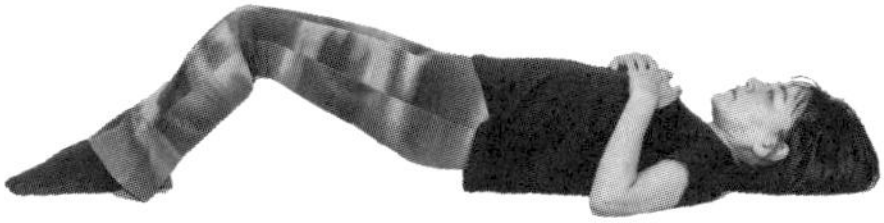

③息を吸いながら臀部を上げ、吐きながら戻す。これを１～３回行う。

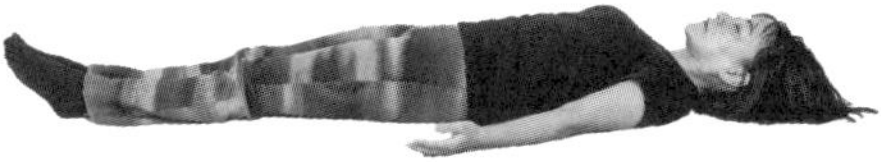

④肢をゆっくり伸ばして戻す。

最後に
３呼吸休む

１セットだけ行う

動きの注意！

臀部を上げるのはほんのわずかでもいいので、呼吸を深く行うように。

※身体のどこかに故障がある場合はやらない。

故障以外でやりにくいときは効果があるということ。

フォーム2

後ろ重心の人の特徴とエクササイズ

頭脳型（陰性）　揺れ方＝後ろに多く揺れる

★特徴

堂々たる身体つきの割には頭部が小さく、首が細長くて力がなく、身体は丸みを帯びている。均等すると下を向きやすいため、疲れてもいないのにがっかりしている印象を与えがち。

ウエスト位置が高く、腰の上部に力がなく柔らかい。頭は頬骨が高く丸みがある。

一般的に頭がよく、頭脳労働向き。企画や計画を立てるときなどに優れた能力を発揮する。

★重心

身体は後ろに傾き、重心はかかと側にある。

★性格の傾向

受け身で、脳が疲れやすいタイプ。反発心は割と強く、他人の言うことを鵜呑みにはしない。自分の頭で考えないと納得せず、自分の考えや行動以外は認めない傾向が強い。一方で細心かつ臆病なところもあり、意思があっても行動にはつながりにくい。現実肯定的で解放的なものを好む。

疲れたりストレスがかかると、無意識に足を投げ出す癖がある。健康そうに見えるが病気に対してはガードが弱く、臆病である。

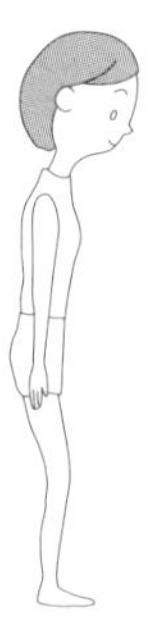

★疲れやすい部分

首と肩が慢性的にこる。ふくらはぎが緊張しやすく疲れやすい。

★注意したい病気

生殖器が弱い。血圧・心臓病・脳溢血・糖尿病・便秘・耳鳴りなどに注意。また、腎機能トラブルにはとくに気をつける。

★改善運動のポイント

反りは得意だが前屈は苦手。普段から背中側を反らせて伸ばすようにすると、心身機能のバランスがよくなる。呼吸は強めにする。

エクササイズ

【朝晩に】

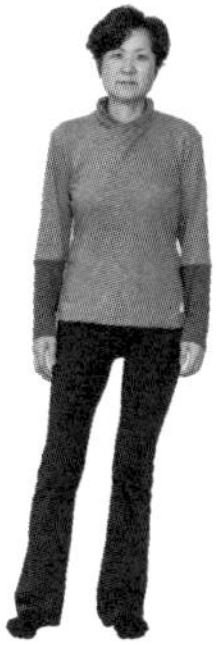

①
経絡棒踏み

【いつでも気づいたら】

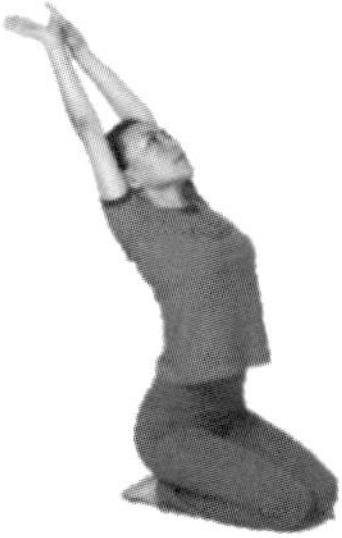

②
基本経絡ヨーガ

【寝る前に１回】

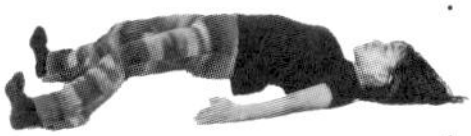

③
特別改善経絡ヨーガ

生活アドバイス

★首、足首、手首を冷やさない。
★足首を内側によく回す（硬いほうをていねいにほぐす）。
★日頃から腎臓機能をケアする。
★このタイプは夜型が多く、夜遅くまで起きていても平気なことが多いが、なるべく早寝を心がける。
★身体を冷やす食べ物、飲み物は避ける。
★ストレス解消は、おっくうがらず動くようにすることから始める。
★棒踏み、足湯などで足の疲れをこまめに取る。リフレクソロジーを行う場合はふくらはぎもていねいに。

納得いかないことがあっても、すべて整理整頓しようとしないこと。「いろいろあるさ」程度で受け流すのも大切。

2 フォーム2のエクササイズ

経絡棒踏み

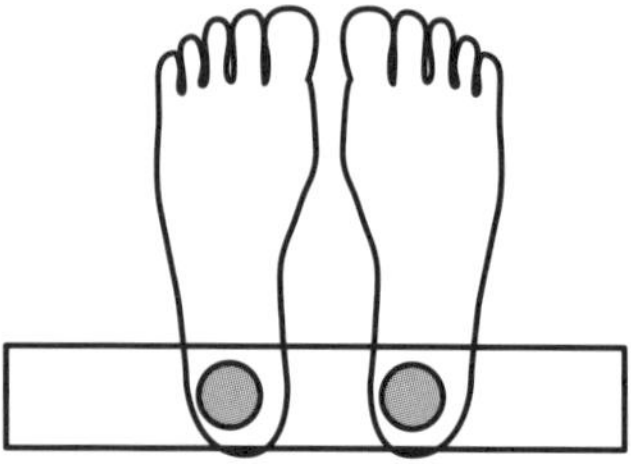

かかと:痛いけれど気持ちがいい程度に1～3分踏む。

※くよくよ、イライラがすっきり!

基本経絡ヨーガ

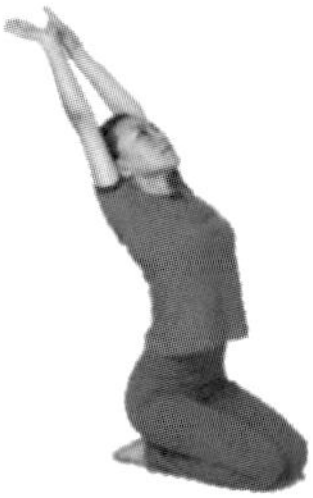

①両手のひらを広げ親指を交差させて手を上に上げる。
②息を吸いながら骨盤から伸びていくように反る。

※椅子にもたれたり、バランスボールの上などで反るとよい。

日常生活動作での諸注意

○気づかないうちにうなだれた感じになりやすいので、お腹と背中に意識を集中する。背筋も積極的に使う。
○歩くときは首が楽なようにうなじを伸ばす。
○手荷物はなるべく軽く。重いバッグを肩にかけると首に負担がかかるので、その場合は左右交互に持つよう心がける。

特別改善
経絡ヨーガ

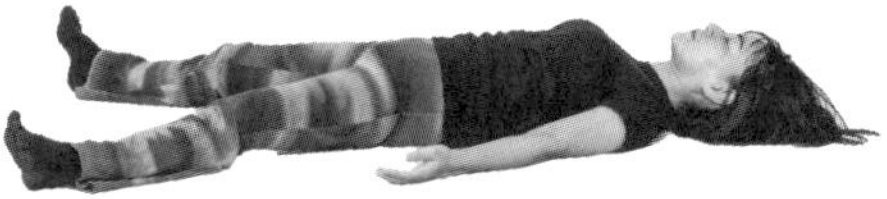

①仰向けに寝て両足を大きく開脚。

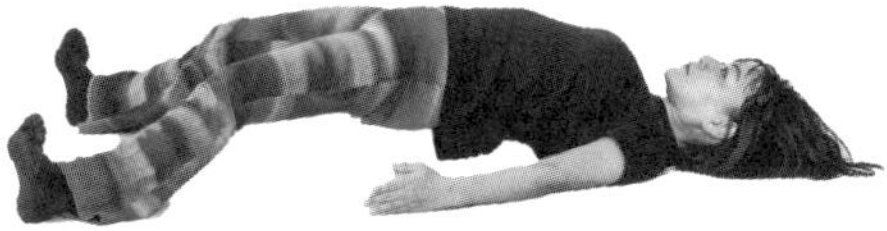

②両手の小指側で床を支えて、その力で胸が張るように息を吸いながら腰を上げる。

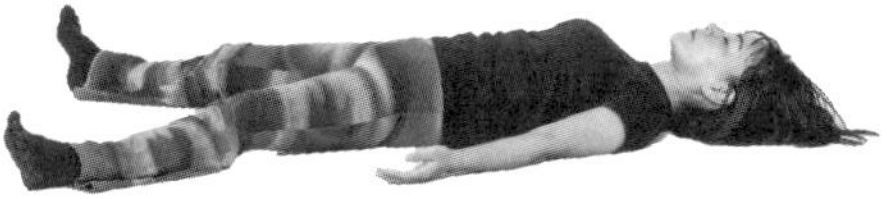

③息を吐きながら下ろす。これを３回行う。

最後に
３呼吸休む

１セットだけ行う

動きの注意！

足の開脚は無理せず、できる範囲で。

腰を上げるのはほんのわずかでもいいので、呼吸を深く行うように。

※身体のどこかに故障がある場合はやらない。

故障以外でやりにくいときは効果があるということ。

フォーム3

左足重心の人の特徴とエクササイズ

消化器型（陽性）　揺れ方＝左に多く揺れる

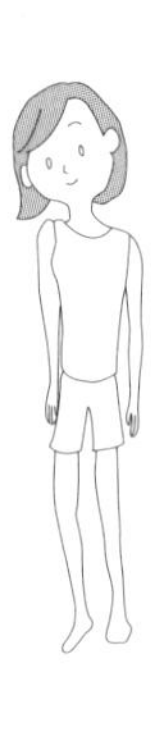

★特徴

身体全体が丸みを帯びており筋肉質で、身体の容積に比べて体重が重い。右肩が上がり、頭も右に傾いている。逆に左肩や左の腸骨は下がっている。中胸背部が盛り上がり、上腹部（消化器部）がよく発達している。

★重心

身体は右に傾き、重心は左足にかかる。

★性格の傾向

陽性で発散的。動くのがとても好きで、身体も壮健。胃の活動と感情が直結しており、消化器活動が活発なので満腹感はそれほどなく、多少の暴飲暴食は平気。逆にお腹がすくと不機嫌になり、怒りや不安の感情に支配される。

頭脳の動きは直線的で、理想論を嫌がる現実志向性が見られるが、基本的には快活で勤勉、仕事も早く覚えて意欲的にこなす。色彩感覚が豊かで、芸術家向きでもある。

★疲れやすい部分

左足、左脇が緊張しやすく滞りやすい。左下肢、上腕、土踏まずなどが痛くなる。本来の快活性があるときは調子がいいが、無口になると栄養過剰からくる不調を起こしやすい傾向にある。

★注意したい病気

糖尿病、腎臓病、心臓病、精神病、健忘症、夜尿症。

★改善運動のポイント

左右どちらかの脇が伸びにくく、その反対側は伸びやすい傾向があるので、両脇の柔軟性が同じになるよう心がける（とくに左脇を気持ちよく伸ばすようにする）。左足首や膝関節をよくほぐす。

エクササイズ

【朝晩に】

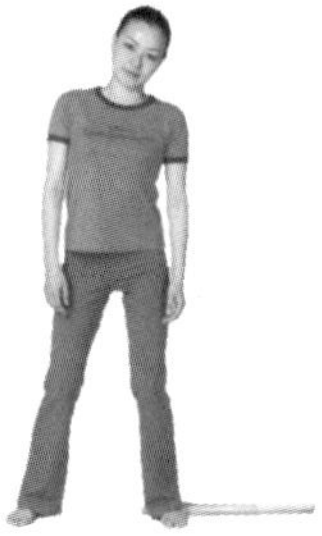

①
経絡棒踏み

【いつでも気づいたら】

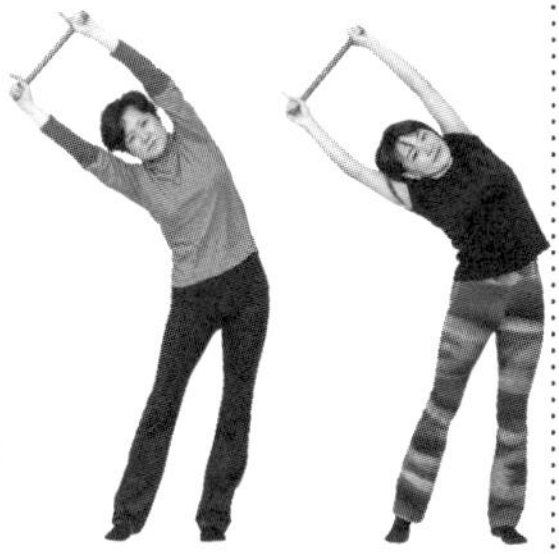

②
基本経絡ヨーガ

【寝る前に１回】

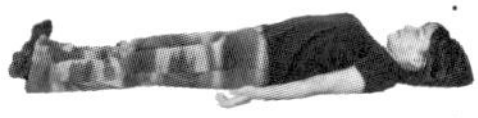

③
特別改善経絡ヨーガ

生活アドバイス

★左足首、関節まわりをとくによくほぐす。
★左脇伸ばしをとくにていねいに行う。
★消化器系は丈夫だが、万事を感情で受け止める傾向があるため、食べることと感情が直結しがち。ストレスによる食べ過ぎに注意。
★無口になってきたら要注意。
★栄養過剰にならないよう気をつける。

身体を動かす量が少なくなると、調子が出ないのがこのタイプ。多少忙しくても、身体を動かすことはやめないほうが快活でいられる。

3 フォーム3のエクササイズ

経絡棒踏み

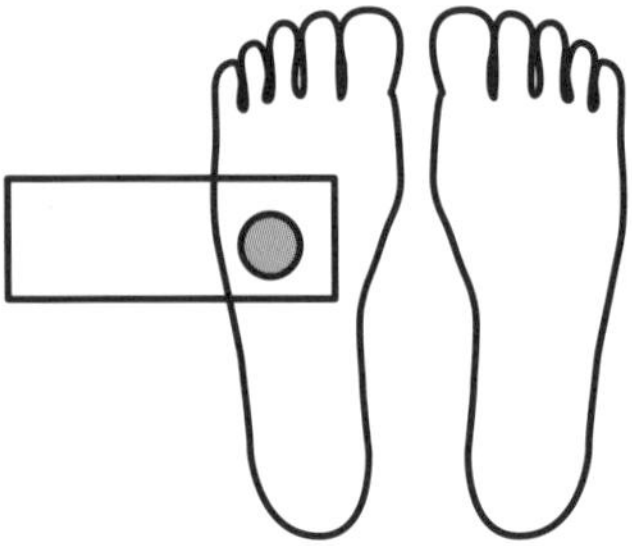

左足中央外側:痛いけれど気持ちがいい程度に１～３分踏む。

※棒のふちに当てるようにして踏む。痛いけれど後はすっきり!

基本経絡ヨーガ

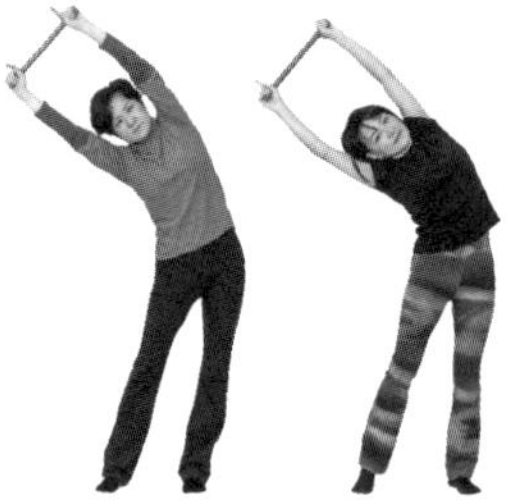

①腰幅で立ち、タオルか棒などを持ち、息を吸いながら上に上げ、息を吐きながら真横に曲げて左脇を伸ばす。

日常生活動作での諸注意

○足首を捻挫しやすいので気をつける。

○台所、洗面所などで何気なく立っているときも、左側に重心が偏っていることが多いので、気づいたらそのつど左脇を伸ばすようにする。

○利き手と反対側の手を積極的に使う。歯磨きや箸を持つときなどに意識すると効果的(ダイエットにも!)。

特別改善
経絡ヨーガ

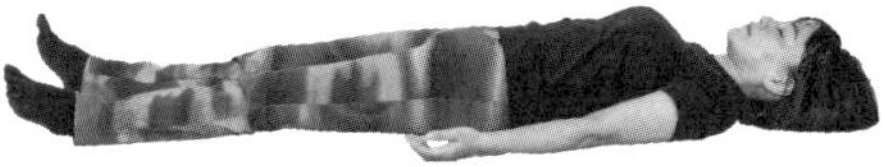

①仰向けに寝て、両足を腰幅よりやや狭くして、伸ばす。

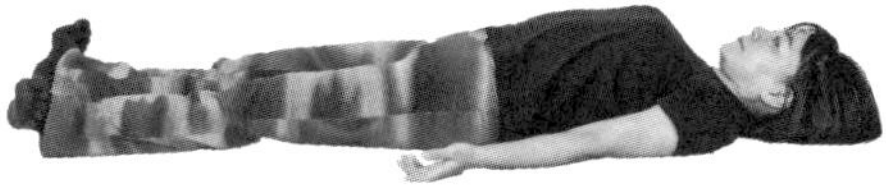

②つま先を外へ向けて反らす。

③背を伸ばす。

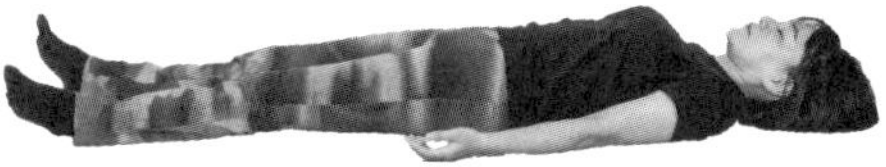

④３呼吸保ち、戻す。

最後に
３呼吸休む

１セットだけ行う

動きの注意！

足の位置は守ること。反らし具合はできる範囲で。

背を伸ばすときに腰を反らさないように注意。

呼吸を深く。

※身体のどこかに故障がある場合はやらない。

故障以外でやりにくいときは効果があるということ。

フォーム 4

右足重心の人の特徴とエクササイズ

消化器型（陰性）　揺れ方＝右に多く揺れる

★特徴

左肩が上がり、頭も左に傾いている。右側の中胸背部が盛り上がり、消化器部が硬くなっている。

うつ伏せになると右側の腸骨が肋骨のほうに上がり、立位または仰向けになると下がる。

右目が小さく、右の足関節が左より大きい、骨が弱いなどの特徴もある。栄養素的にはたんぱく質が欠乏しがち。

★重心

身体は左に傾き、重心は右足にかかる。

★性格の傾向

内向的で冷静。仕事を始めると熱中しやすく、食事を忘れるほど。1つのことに固執しがちで切り替えが効きにくい。利害損失には無関心で、信用やプライドにこだわる傾向がある。緻密で細かなところにまで目が届き、機械的な作業を得意とするので、研究者、経理などに向いている。

喜怒哀楽ははっきりしており、感情の乱れや体調の悪さがすぐ食欲不振につながるタイプ。お酒を飲むと豹変する場合が多く、多弁で怖いもの知らずになったりする。食事は質より量の傾向がある一方、美食家でもある。

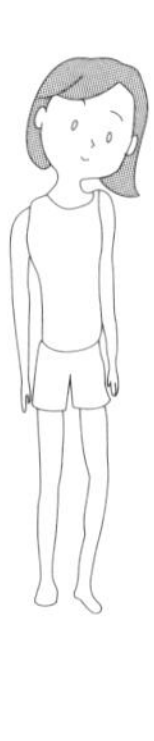

★疲れやすい部分

右足、右脇。

★注意したい病気

消化器官の病気全般。肝硬変、胃酸過多など。

★改善運動のポイント

左右どちらかの脇が伸びにくく、その反対側は伸びやすい傾向があるので、両脇の柔軟性が同じになるよう心がける（とくに右脇を気持ちよく伸ばすようにする）。右足首や膝関節をよくほぐす。

エクササイズ

【朝晩に】

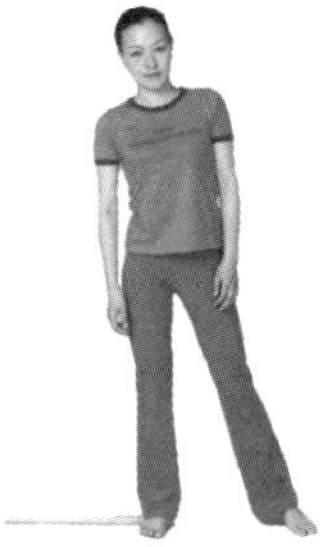

①
経絡棒踏み

【いつでも気づいたら】

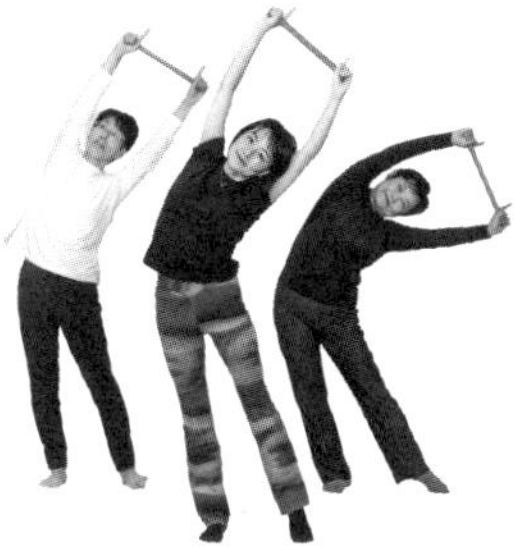

②
基本経絡ヨーガ

【寝る前に１回】

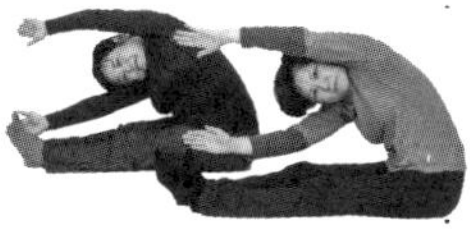

③
特別改善経絡ヨーガ

生活アドバイス

★ストレスがあると消化器系にしわ寄せが来やすいので、普段から消化器系を労る。
★どちらかというと融通が利かず、こだわりも強い性格であることを自覚し、その面を強く出さないように心がける。
★肝臓はとくに大切にする。
★モーレツに仕事をしたいタイプなので、そのぶん睡眠時間が不足しないよう気を配る。
★みぞおちが緊張で硬くなりやすいので、いつも深呼吸して胸を緩めるよう心がける。
★何事にも強くこだわり過ぎない。

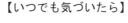

何かと講釈好き。よかれと思ってやっていることでも、程度が過ぎれば害になる。「ほどほど」が許せるようになるとよい。

4 フォーム4のエクササイズ

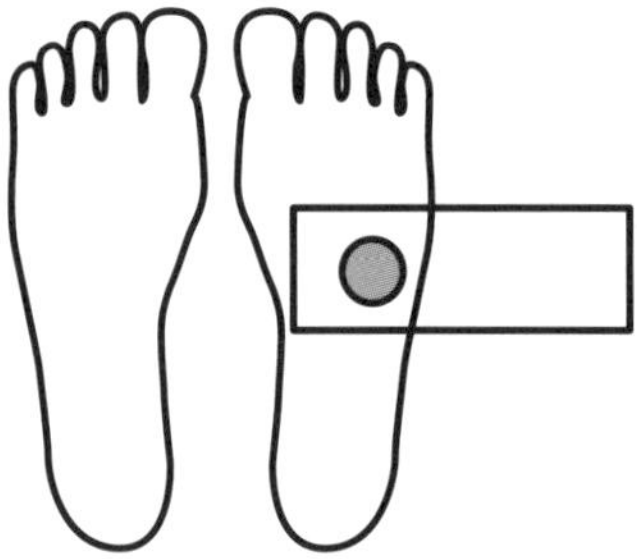

右足中央外側：痛いけれど気持ちがいい程度に１～３分踏む。

※気ぜわしさが落ち着きます！

基本経絡ヨーガ

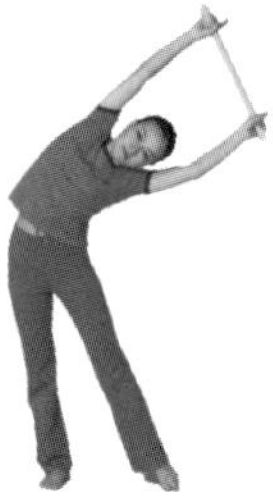

①腰幅で立ち、タオルか棒などを持ち、息を吸いながら上に上げ、息を吐きながら真横に曲げて右脇を伸ばす。

日常生活動作での諸注意

○足首を捻挫しやすいので気をつける。

○台所、洗面所などで何気なく立っているときも、右側に重心が偏っていることが多いので、気づいたら右脇を伸ばすようにする。

○右利きの人は、普段の動作で右手ばかりを使いがち。荷物の持ち上げやドアの開け閉めなど、簡単なことを左手で行うようにして、右手をケア。

○○○○

特別改善
経絡ヨーガ

 ○○○○

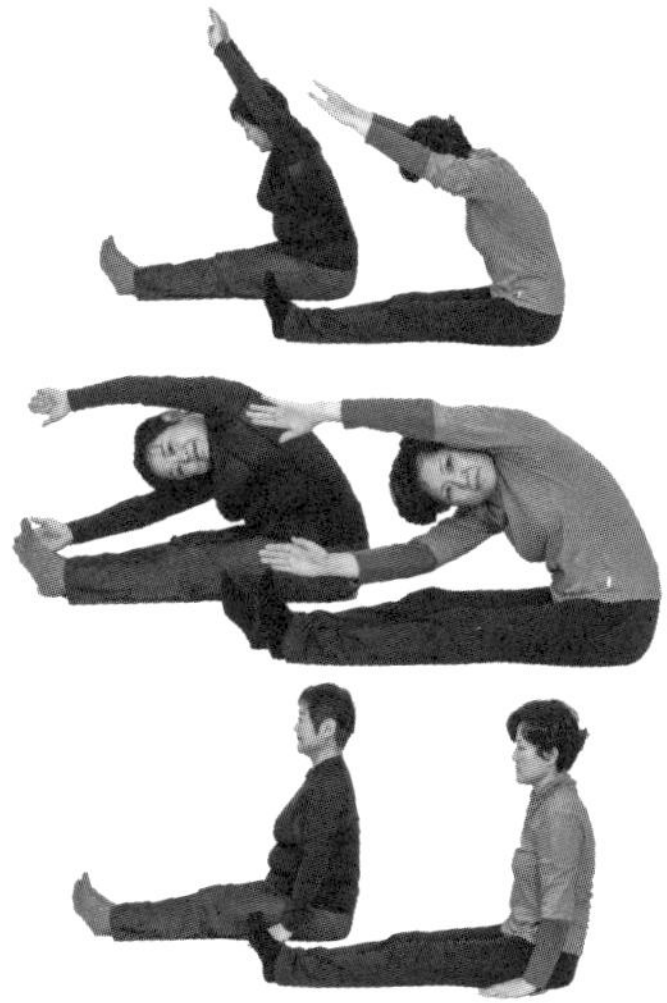

①両足を20cm幅に開き、両手を上へ上げる。
②上体を徐々に前屈する(膝に頭を近づける)。

③曲げ切った形を保ったまま上体をひねる。
④やりにくい側にひねったまま3呼吸保ち、戻す。

⑤1呼吸そのまま休む。これを3回行う。

最後に
3呼吸休む

1セットだけ行う

○○○○○○○○○○○○○○○○○

動きの注意！

戻るときに勢いをつけないように。

できる限りゆっくり戻す。

普通に起き上がろうとするだけでよい。

※身体のどこかに故障がある場合はやらない。

故障以外でやりにくいときは効果があるということ。

フォーム5

右ねじれ型の人の特徴とエクササイズ

泌尿器型（陽性）　揺れ方＝右に回転して揺れる

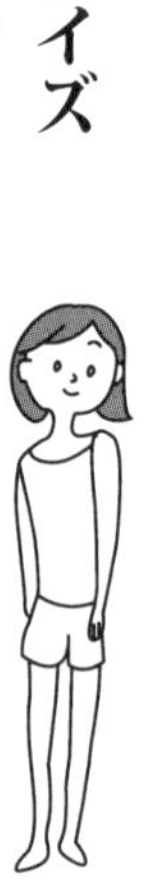

★特徴

左肩が前に出ており、上体は右にねじれている。腰が太く上半身が発達した胴長短足型で、顔も身体も全体的に四角い。

肥満気味の人が多いが、その太り方には脂肪太り、水太り、たんぱく太りの3タイプがある。

普段から腰をねじる癖があり、とくに緊張したときはその動きが顕著になることが大きな特徴。

★重心

重心は右足のかかとと、左足の親指にかかっている。

★性格の傾向

陽性で発散的。感情面では単純で思いきった決断力があり、行動力に優れている。緊張すると肩を前に出す癖があり、食欲があっても少ししか食べず、エネルギッシュで集中力がある。反抗性が強い。

何事にも闘争的で、非常に負けず嫌いだが、交渉では非凡な力を発揮する人も少なくない。一方で強情なタイプも多く、気持ちを切り換えるのが苦手な面も。

★疲れやすい部分

身体の変動はすべて腰に現れる。

★注意したい病気

緊張や過労で腰がこわばり痛むことが多い。そのほか心臓病、高血圧、便秘、胃拡張、不妊などに悩まされることも。

★改善運動のポイント

左右どちらか一方にねじれやすい状態にあるので、左右のねじれるバランスを整えるように心がける。

身体をねじる際はねじる側に重心を置き、骨盤からの動きが首にまで伝わるようていねいに動かす。

ふくらはぎの後ろ側もよくほぐす。

エクササイズ

【朝晩に】

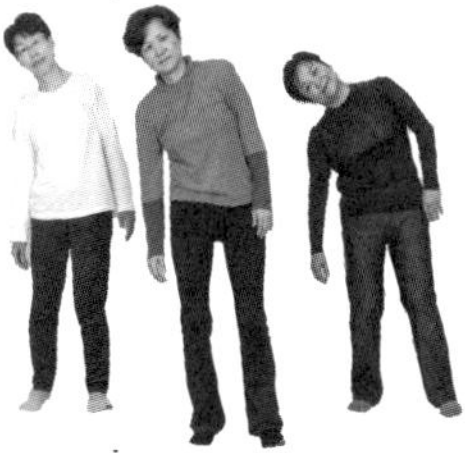

①
経絡棒踏み

【いつでも気づいたら】

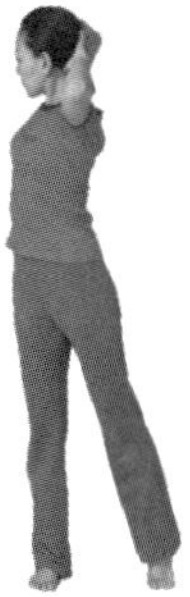

②
基本経絡ヨーガ

【寝る前に１回】

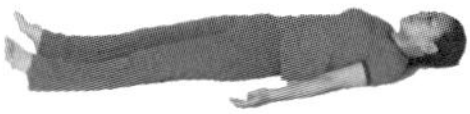

③
特別改善経絡ヨーガ

生活アドバイス

★食べ物の好き嫌いがはっきりしているので、バランスのよい食事を心がける。好物の甘い物も食べ過ぎないよう注意。

★腰に何らかの不具合が出始めたら、ＳＯＳ信号。早めの休息、養生を。

★腰周辺の緊張を取り、修正する動きを日常ケアに取り入れるとよい。

★仕事の際は、ややもするとワンマン性が強く表れ、力が入り過ぎるため疲れやすい。

行動力、交渉力が抜群のこのタイプ。協調性も大切にして、即断即決はほどほどに。

5 フォーム5のエクササイズ

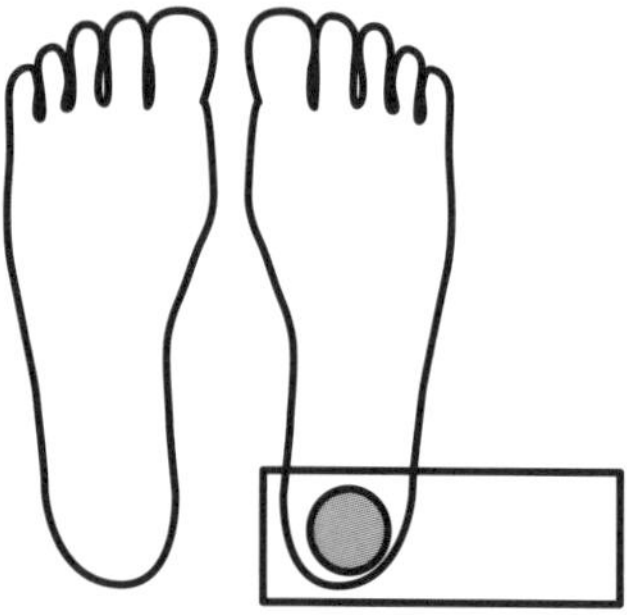

右足かかと：痛いけれど気持ちがいい程度に1～3分踏む。

※挑戦的、攻撃的な気持ちが穏やかに！

基本経絡ヨーガ

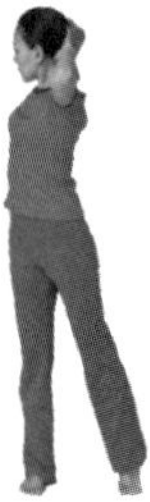

①息を吸い十分上に伸びる。
②重心を左右に置き、ゆっくり骨盤から右後方へ、息を吐きながらねじる。
③ゆっくり正面に戻る。これを3回行う。

日常生活動作での諸注意

○すぐに足を組む癖がある人は、意識していつもと反対側の足で組むようにする。振り向く癖なども一方向にしないよう、逆方向を心がける。
○仕事の合間には、椅子の上でもできる簡単ねじりヨーガを行う。洗面所に立ったときなども、普段ねじりにくい方向に身体をひねるようにする。

特別改善 経絡ヨーガ

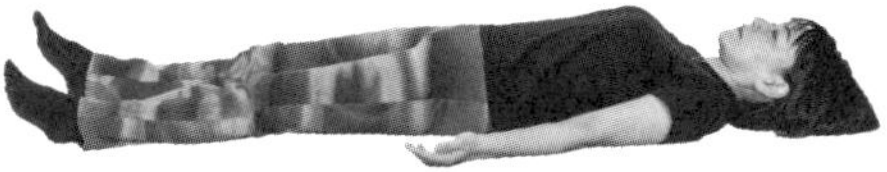

①両足を腰幅に開き、足の指を上へ向けて、アキレス腱が伸びるように足を反らす。

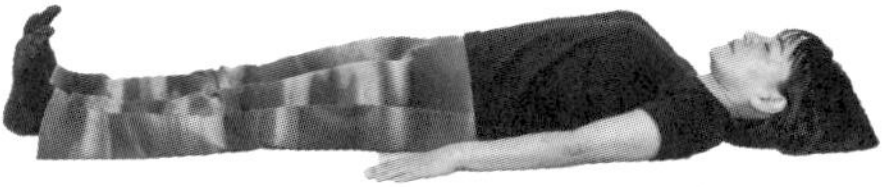

②３呼吸保つ。

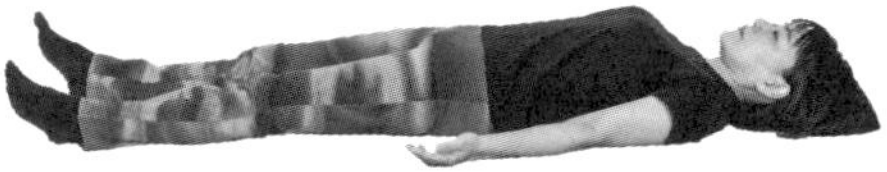

③ゆっくり脱力する。

最後に
３呼吸休む

１セットだけ行う

動きの注意！

アキレス腱を伸ばすときは、きちんと親指が上を向くようにする。

足の開き具合は、腰幅を守ること。

※身体のどこかに故障がある場合はやらない。

故障以外でやりにくいときは効果があるということ。

フォーム6

左ねじれ型の人の特徴とエクササイズ

泌尿器型（陰性）　揺れ方＝左に回転して揺れる

★特徴

右肩が前に出ており、上体は左にねじれている。顔は四角い印象で、顎が左斜に突き出ており、顔色は浅黒く（または青く）、顔面の緊張度が高い。肌は全体にかさつき、シミが浮き出していることも。

上半身に比べ下半身が大きく見えるタイプ。水分を含んでいるように見え、身体の容積に対して体重が軽い傾向にある。

★重心

重心は左足のかかとと、右足の親指にかかっている。

★性格の傾向

心理的にムラがあり、迷いやすく決断力が不足しがち。そのくせ、わがままで負け惜しみも強く、口達者な面がある。恐怖心も人一倍強く、何か問題が起きると強気な態度に出るが、本音は逃げ出したい気持ちでいっぱいだったりする。本心では平穏安泰を求めており、精神的に安定すれば仕事に集中し、熱心に働けるタイプ。

★疲れやすい部分

身体に変動があると、泌尿器系にしわ寄せが行きやすい。

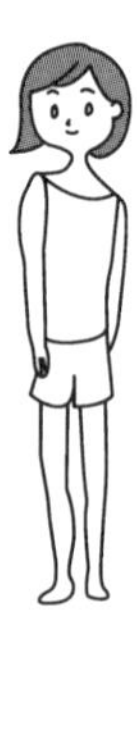

緊張しても疲れても、食べ過ぎても、下腹部がむくむ傾向がある。

★注意したい病気

乗り物酔い、しびれ、顔・足などのむくみ、神経性喘息、腰痛、更年期障害など。

★改善運動のポイント

左右どちらか一方がねじれやすい状態にあるので、左右のねじれるバランスを整えるように心がける。身体をねじる際はねじる側に重心を置き、骨盤からの動きが首にまで伝わるようていねいに動かす。ふくらはぎの後ろ側をよくほぐす。

エクササイズ

【朝晩に】

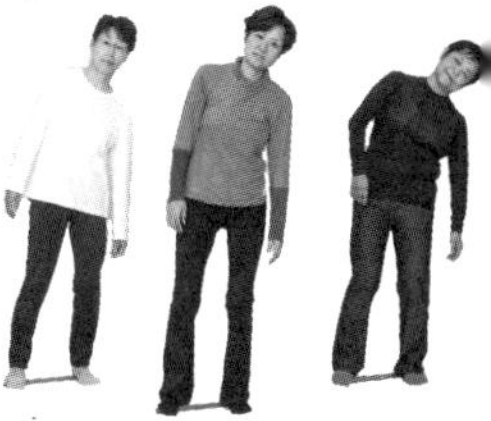

①
経絡棒踏み

【いつでも気づいたら】

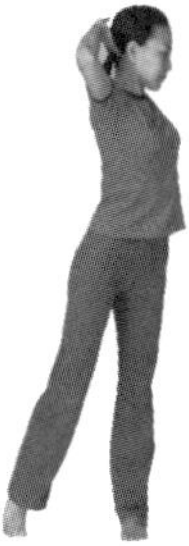

②
基本経絡ヨーガ

【寝る前に１回】

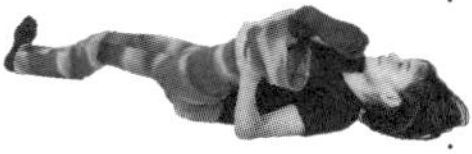

③
特別改善経絡ヨーガ

生活アドバイス

★調和的で平穏を求める傾向が強い。
★緊張したり疲れたり、食べ過ぎたりすると下腹部がむくみやすい。
★足を冷やさず、よくほぐす。
★右足関節を捻挫しやすい。
★副腎皮質に連なる病気には注意する。

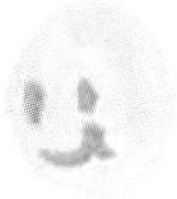

協調性があり過ぎるため、他人から協調が得られないとそれがストレスになるタイプ。自分並みの協調レベルを他人に期待し過ぎなければ、もっと楽になれる。

6 フォーム6のエクササイズ

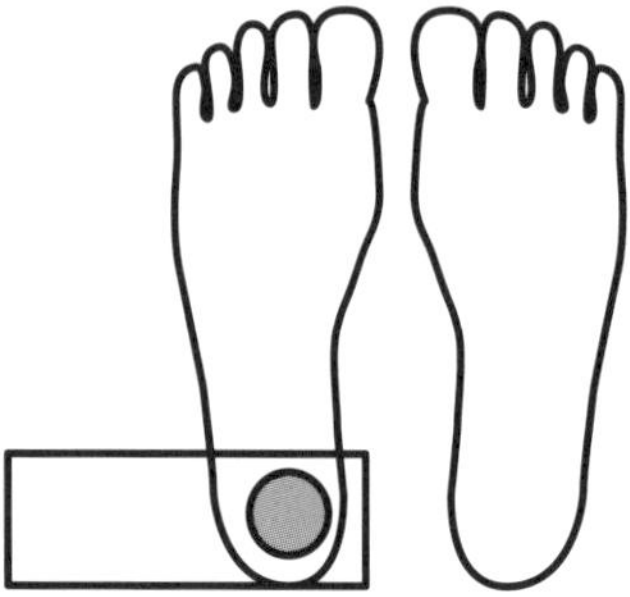

左足かかと:痛いけれど気持ちがいい程度に1〜3分踏む。

※後ろ向きな気持ちが前向きに!

基本経絡ヨーガ

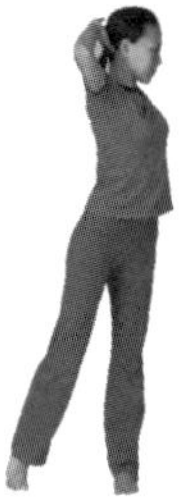

①息を吸い、十分上に伸びる。
②重心を左に置き、ゆっくり骨盤から左方向へ、息を吐きながらねじる。
③ゆっくり正面に戻る。これを3回行う。

日常生活動作での諸注意

○すぐに足を組む癖がある人は、意識していつもと反対側の足で組むようにする。
○肩や腰の慢性的な疲れをこまめにケアする。腰の冷えから来るシミにも悩まされやすいタイプなので注意。
○仕事の合間には足の屈伸運動を心がける。また、1日の終わりには足の後ろ側をよくほぐす。

特別改善経絡ヨーガ

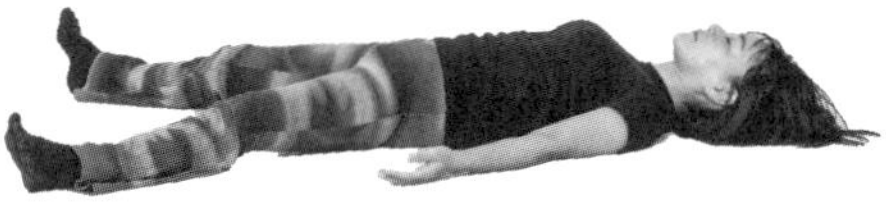

①仰向けに寝て両足を大きく開脚。

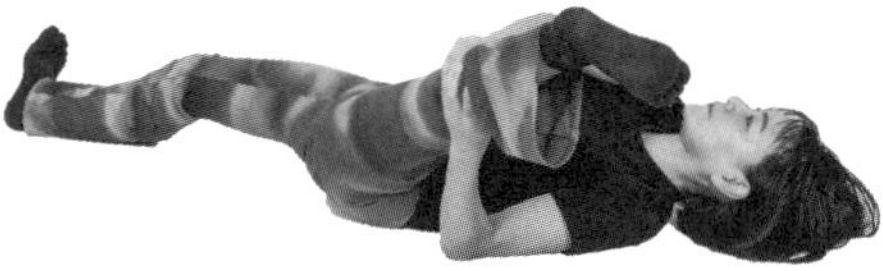

②両手の小指側で床を支えて、その力で胸が張るように息を吸いながら腰を上げる。

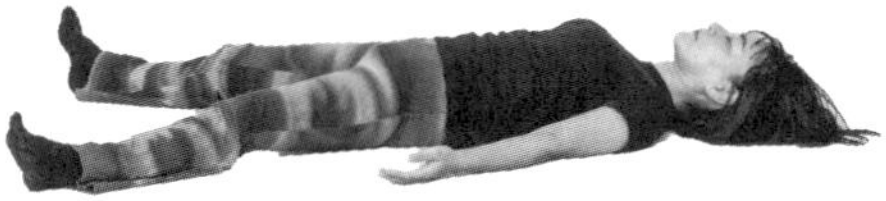

③息を吐きながら下ろす。これを３回行う。

最後に３呼吸休む

１セットだけ行う

動きの注意！

はじめは足が曲がりやすいが、無理をしないで徐々に伸ばすようにする。

足を引き寄せるときに足の裏側全体を伸ばして、足が胸に近づくようにする。

※身体のどこかに故障がある場合はやらない。

故障以外でやりにくいときは効果があるということ。

歪みの改善は心身の風通しをよくすること、経絡棒は窓を開けるのに役立ちます

歪みの改善やウォーキングアップにとても効果があるのが、経絡棒を使った棒踏みです。

専用の経絡棒がなければ、新聞紙でつくる新聞棒でも、踏みやすいサイズの木の棒でも何でもかまいません。太過ぎず細過ぎず、直径３cmくらいが理想です。まずはいろいろ踏んで試してみてください。本書で使用している専用の経絡棒は、気功をするための道具で、両脇が楕円になっています。足を乗せても転びにくく、とても使いやすくつくられています。

（ほっとホットグッズ小島夕佳自律神経ケアコーチ

https://smart.reservestock.jp/shop_form/article_category/12594?prev=true）

使いやすい棒を用意して足の裏のポイントを刺激してください。ただし、くれぐれも気をつけて、転倒しないように、それぞれの歪みのタイプでとくに必要な箇所を念入りに踏みましょう。

足裏を刺激すると、もちろん痛いです。なぜなら、足裏は反射区《はんしゃく》(※)だらけですから。でも痛いところこそ、滞りのあるところ。３分、５分、10分と棒踏みを習慣にすることで、心身が変わります。まず、深く眠れるようになり、朝ご飯が美味しくなります。そして身体が軽く感じられるようになるでしょう。

これは反射区を刺激することで、経絡が整い、流れがよくなるからです。経絡は、内臓を経由し、しっかり荷物の積みおろしをして、また巡ります。このスムーズな循環により身体も心も軽快になるのです。

できれば、棒踏みの後に歪み改善の経絡ヨーガをしてみましょう。効果はすぐに実感できるはずです。

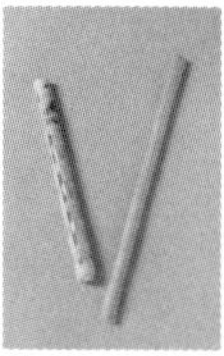

新聞棒のつくり方

①新聞を広げずに端から巻く。

②転がらないように両端にテープを巻く。

※反射区：東洋医学で身体の各器官に関連していると考えられている部位。

第4章

体質別ケア

内臓編

第4章

内臓の元気を取り戻して、「体質の壁」を破る

元気の内容

「体質の壁」を破るためには、内臓の元気を取り戻すことも重要なポイントです。

内臓は自律神経の交感神経・副交感神経の働きにより、「気・血・水」を材料に、日々身体に必要な元気を生み出しています。そしてその元気は、経絡を通じて、体表と体内を縦横無尽に駆け巡り、細胞レベルでエネルギー交換を支えています。

ただ、内臓もストレス、過労、エイジングなどトラブルが重なると疲れてきます。

内臓の疲れをいち早く取り除き、身体に元気を取り戻すために、まず元気の内容について知ることから始めましょう。

そもそも元気には、2種類あります。
①先天の気（親から譲られた体質的なもの＝腎の関連機能能力※）
②後天の気（生まれた後に飲食・生活習慣でつくられる体質＝脾の関連機能能力※）
その割合は人それぞれですが、生まれてからの飲食・生活習慣を見直すことで、元気の内容を改善することができるのです。

※中医学的解釈
腎の関連機能：生殖・泌尿・呼吸・内分泌・中枢神経に関わり、成長や発育を助ける。
脾の関連機能：食の運化・免疫と血液機能（貯蔵・老朽血球の処理）、水液の代謝・気血の源。

歪みと内臓の関係

第3章でチェックした「歪み」と内臓の関係は、よりストレートです。歪みは普段の動き方の癖からつくられるもので、動きの過不足により、筋肉に過労・縮み・硬化などのトラブルが生じると、それが背骨や骨盤などの骨格に影響を与え、歪みを引き起こします。

一方、ストレスや過労からくる冷えは、末梢神経や血管における血流悪化を招いて筋肉を硬くし、歪みにつながります。

パーソナルポイントケア

これらの身体の歪みは、内臓にも大きな影響を及ぼします。というのも、内臓は骨格に守られているため、入れ物が歪めば、その正常な働きは阻害され、歪みによるしわ寄せ（負担）がどんどん内臓にかかってきてしまうのです。

内臓を元気にするには、骨格の歪みの影響を受けやすい内臓のケアが大切です。

これから、内臓を陰陽五行説（※）に基づいて分類し、自身の内臓の弱点を確認していきましょう。

自身の「先天の気」を知り、歪みの影響を受けやすい内臓がどれなのかを把握したうえで、パーソナルポイントケアを行えば、「体質の壁」にも勝てるはずです。

※陰陽五行説と内臓の関係
中国古来の陰陽五行説は東洋医学の基本。森羅万象を「木・火・土・金・水」という性質に分け、肝＝木、心＝火、脾＝土、肺＝金、腎＝水と、人の内臓も五行に合わせて分類しています。「肝＝木が強くなり過ぎると、脾＝土を傷める」というように、五行と関連した内臓は影響し合っています。

第4章

内臓の疲労とアンチエイジングの関係

変化のスピードは人によって違う

人は誰でも、平等に年をとります。ただ、老化のスピードは人によって違うようです。とても若やいでいて、年相応には見えない方もいれば、年齢よりグンと老けて見える方もいます。

医学的には、老化の正体はまだはっきりしていないそうですが、それでも実際にわかっていることはたくさんあります。

たとえば、元気の維持増進の基本である栄養・運動・休養の3つがバランスよく保たれている「適度なストレスがある」、「問題を解決できる行動力がある」これらを日常生活で実現できている方は、おおむねアンチエイジングに成功しているようです。

加齢によって起きる問題

では、加齢によって起きる問題にはどんなものがあるでしょうか。基本的に人は若く元気なときは、免疫力も高く、体力も十分に蓄えています。

しかし年を重ねていくと、免疫力も自律神経も機能低下が始まります。これは誰も避けられません。でも、工夫はできます。この2つは鍛え強化することもできるのです。その秘密は、その人の自律神経バランスにあります。とはいえ、程度や種類の差はあれ、心身にいろいろな不具合が40代過ぎからいろいろ現れてきます。

それらの多くは、原因がわからないけれども本人は不調を訴えるという、いわゆる「不定愁訴《しゅうそ》」の症状です。

加齢による問題を深くしない

こうした心身の不具合は、まず、経絡異常（体表面上または体の浅いところの問題）から始まり、機能異常（腕が上がらない・胃が重いなど心身の機能的な問題）に進み、器質異常（胃潰瘍など内臓そのものが障害を起こしている状態、すなわち病気）へと移行します。

つまり問題が深くなるほど、体の深いところ（内臓）が病んでいくのです。

加齢における問題を深くしないためには、自分にとってしわ寄せを受けやすい内臓機能はどれなのかを把握した上で、そのしわ寄せが内臓に及ばないよう、日常的にケアすることが大切になります。

「自分にとってのケアは何なのか？」を知ることはとても重要です。なんとなく、何気ない習慣で過ごすのと、自分観察をして、適切なケアを日常に散りばめ暮らしていくのでは、大きな差です。わずかな「疲れ」というものを軽視せず、自律神経ケアが当たり前になっていけば理想的です。

保守（メンテナンス）

保守（メンテナンス）というものは、なんでもないときにこそ、当たり前の調子のよさを保つためにやるべきなのです。それには、元気でいられる、その必要要素を学び知ることです。たとえば夜寝る前に映画を観続ければ、緊張が取れず睡眠の質が悪くなり、やがて自律神経はバランスを崩し、うつ症状にもなりかねないケースは沢山あります。

普通に元気に過ごせることを過信しないで、当たり前なことを当たり前に守ることです。でも、何がいったい当たり前なのかさえ、わからなくなりがちですよね。

それは、「自分がしたいようにしていたら、よくない。身体は何をどうしたいのか？」と聞いてみることです。

たとえば　湯船に浸からず、シャワーですませること。

これがもし1年続いたら、大変な弊害が始まります。それは「冷え」がかなり進行することです。すぐに何かがおかしくなる訳ではないので、そのことと不調が結びつかないのです。その結果、不調になってから考える、ということになります。

病のほとんどは、最初はわかりません。もし、最初から自覚できたら、進行中、未病の時期から痛みや不都合があれば誰でも気づくはずです。でも、残念ながらほとんど進行中は軽い愁訴、プチ不調ぐらいで大ごとになるなんて想像つかないのが普通です。

そして、40代を過ぎた頃から、ボチボチ顕著に不都合が現れ、痛み、しんどさを伴うようになって、初めて「なぜ？　自分が？」となります。

でも、実際は1～2年の問題ではなく、小さな要素が積み重なって身体の不調として出てきているのです。内臓を復活させましょう。内臓を元気にする、これが一番です。

加齢における問題を深くしないためには、自分にとってのしわ寄せを受けやすい内臓機能はどれなのかを把握した上で、そのしわ寄せが内臓に及ばないように日常的にケアをすることが大切になります。

自律神経ケアヨガ

まずは、ご紹介している自律神経ケアヨガの動きをしてみましょう。

動くことで経絡から内臓へと刺激を送ることができ、内臓ケアができます。すぐにできなくても、やろうとすることが大切。できて当たり前な動きは誰でもできるようになります。できないのは、それぞれ動きの癖、パターンもあり、いままでやっていなかったから、それだけのことです。

「気・血・水」を整え、生命神経である自律神経の能力を高めるとともに、自身の自律神経の弱点を把握して、穏やかな気持ちを持ち、しなやかで健やかな心身をつくる。

それこそが免疫力を高め、しあわせエイジングへとつながる最適の方法なのです。

気分を変えるには動きから。座る、横になる前に正しく立つ。深い呼吸をする。やってみるとわかります。余力があるうちに行ってくださいね。

■内臓の元気度チェック☑

肝・心・脾・肺・腎のどのタイプにあてはまるか

肝・心・脾・肺・腎のどのタイプにあてはまるかをチェックし、最後に内臓の元気度チェックをしましょう。

チェックの数は、その内臓にかかっている負担の大きさを表しています。内臓の元気度は、ストレスや生活環境にも左右されますが、チェックは1つの目安となります。

「今、最も負担のかかっている内臓」を把握し、その内臓をしっかりケアし、しあわせエイジングを目指しましょう。タイプ別のケア方法は、次ページ以降でお伝えします。

まずは、あてはまるところにチェックをして、数えてみましょう。

チェックが一番多いところがあなたのタイプです。

一番多いチェックが複数タイプある場合は、それらのすべてにあてはまります。

このようなチェックは厳しめにしてみましょう。気になることがあれば、チェックを入れましょう。転ばぬ先の養生法を楽しんでいきましょう。

肺タイプ・・・□点

(→P100)

□無意識にため息が出たり、呼吸が浅いことが多く、なんとなく元気が出ない

□些細なことが気になりやすく、物思いにふけるのが好き

□花粉症、鼻炎などのアレルギー症状がある

□肩や首すじのコリ、背中のコリ、疲れなどがある

□喉に痛みや違和感があり、咳や痰が出やすい

□秋に体調を崩しやすく、秋が苦手

心タイプ・・・□点

(→p92)

□精神的な緊張、慢性的な疲れを感じやすい

□不安、焦り、気ぜわしさなどを感じやすい

□舌のただれや、味覚異常が起きやすい

□動悸、息切れがする

□睡眠が浅く、よく夢を見る

□夏の時期に体調を崩しやすく、夏が苦手

肝タイプ・・・□点

(→P88)

□イライラしたり、不満を感じる傾向が強い

□肩こり、腰痛、足の引きつりなどがある

□めまい、立ちくらみなどがある

□不眠の症状がある(寝つきが悪い、寝ついても目が覚める)

□顔が青白く、爪が割れやすい

□春に体調を崩しやすく、春が苦手

腎タイプ・・・□点

(→P104)

□周囲に気を使いすぎ、神経が過敏になりやすい

□根気が続かず、集中力に欠け、ちょっとしたことで驚いたり、不安を感じやすい

□疲れると肌の色がくすみ、暗くなる

□全体的にむくみやすく、疲れやすい

□耳鳴り、音が聞きづらいなど耳の不調がある

□冬になると体調を崩しやすく、冬が苦手

脾タイプ・・・□点

(→P96)

□責任感が強く、あれこれ思い悩みやすい

□食欲不振、または食欲異常の傾向がある

□疲れやすく、だるさを感じることが多い

□気力が低下しやすい

□関節(とくに膝)の痛みが起こりやすい

□季節の変わり目に体調を崩しやすい

合計:

チェックの多いところが、負担がかかっている内臓です。
チェックの数が同じ場合は、どちらのタイプもあてはまります。

★0～5:とても健康! 今の状態を維持しつつ、ときどき元気度をチェックして、内臓の疲れを予防しましょう。

★6～10:そろそろ身体のケアに取り組みましょう。予防段階ならケアも軽く、体質の壁を高くせずにすみます。

★11～20:真剣に身体ケアをし、体質の壁に応じた養生生活を始めましょう。
放っておくと、体調回復までに時間を要してしまいます。

★20～25:日常的なケアや養生が必須です。自覚はなくても、専門家の指導を受け、自分の身体に起きている問題を解決するよう努力しましょう。

★25～30:まずは、身体が今感じている違和感を解決することが優先。
その後は、医師の指導を受け、自然治癒力や免疫力を高めていきましょう。

肝タイプの特徴＆生活改善

肝と関係が深いのは、情緒中枢系。肝臓は沈黙の臓器といわれ、最後まで頑張ってくれます。弱音を吐かない肝だからこそ、「あれ？」と思ったときには、ほかの内臓も疲れきっていたりします。解毒・分解・合成・循環と大活躍の肝臓。その肝機能としての大きな役割は、まず気の流れのコントロール。心理的・精神的な部分にも肝機能の元気が関係します。

また、血の貯蔵や供給なども調節するので女性の月経などにも関係してきます。胆汁をつくったり食物を消化したり、役割はたくさん。黙々と働く肝を、気にかけてあげましょう。

生活改善のポイント

イライラ、不安など負の感情が強くなると、肝機能が低下します。ストレス解消のために暴食に走り、脾や胃を痛めやすいので、心に余裕を。

したいことが10あっても、8におさめる努力をし、結果が悪くても、「まあいいや」と割り切りましょう。

過労に陥ると、肝を傷めるので、予定を立てるときは、リラックスタイムを優先して組み入れましょう。気・血の巡りがよいので、頑張っていたかと思うと、突然くよくよしたり、後ろ向きになったり。肝のケアで、精神バランスを取りましょう。

肝タイプの注意ポイント

★病気が現れやすい場所：目。肝の血不足で、視力低下、眼精疲労、目の乾燥などが起こる
★弱ったときに症状が現れやすい場所：爪
★疲れやすい・病気の悪化しやすい時期：春
★病気になりやすい気候：風。春の風が強い時期
★不調時の肌の色や顔色：青
★疲れが出やすいところ：筋
★病みやすくする動作：歩き過ぎ。筋を痛めやすくなる
★病んだときよく見られる病変：しゃべり過ぎ
★病んだときの感情の変化：怒りやすい
★病んだときに変化のある分泌液：涙
★病んだときに好む味、変調をもたらす味：酸っぱい
★相互に働きを補完し合う内臓：胆

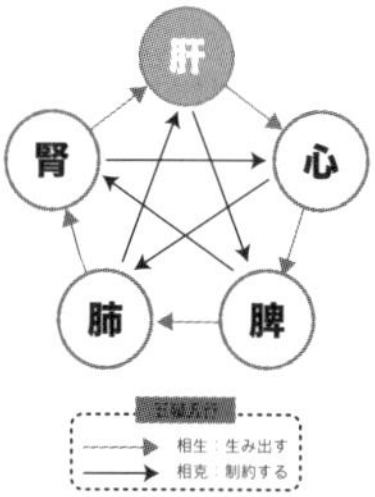

五臓との関係

肝が強いと脾「消化器系」を傷めやすい
肝が弱いと肺「呼吸器系」に傷められやすい
腎が弱いと肝が育たない
肝が弱いと心が育たない

歪みのフォーム１・頭脳型（前重心）とフォーム４・消化器型（右足重心）は肝のケアを大切に！

■肝タイプの食のポイント

肝は春に働きが高まります。とくに春（2/4〜4/17）生まれの人は、先天的に肝が強いので、脾・胃が弱い傾向にあります。脾・胃を強める食べ物を摂りましょう。

おすすめ漢方素材

シャクヤク・ウコン・トウキをコスメや薬膳で利用

おすすめ食材

脾・胃の働きを高める、
白米、もち米、小麦、大麦など
エビ、青魚、ひらめ、かれいなど
牛・鶏レバー、豚の腸など
大根、ジャガイモ、きゃべつ、
春菊など
りんご、みかん、いちじくなど

お顔のお手入れ
ワンポイントアドバイス

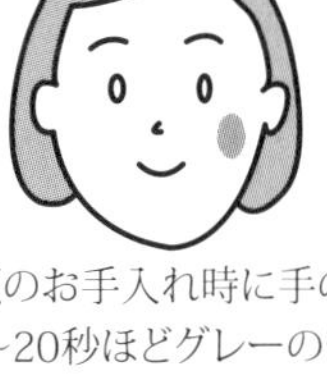

お顔のお手入れ時に手のひらを10〜20秒ほどグレーの部分に優しく当て、まぶたを閉じて気を集中させる。
「気・血・水」が手のひらに集まってくるイメージで。

★おすすめアロマ：ストレス解消に、グループフルーツ、ベルガモット

経絡ヨーガ

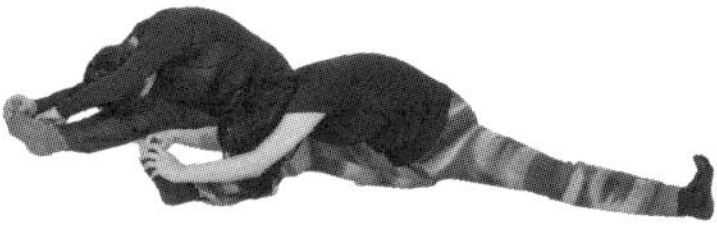

①できる範囲で開脚。
②膝をできる限り曲げないようにして、息を吐きながら左右に上体を倒す。左右各5～10回。

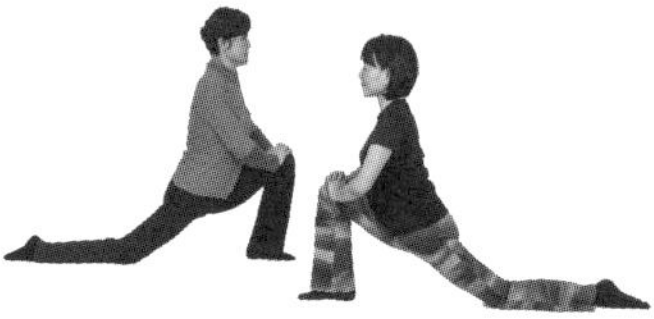

①立ち膝から右足を残し、左足を後ろに引いて伸ばす。
②前の足に重心を移し、3呼吸保つ。左右各1～3回。

関連筋肉のケア
三角筋前部
肝の疲れをケア

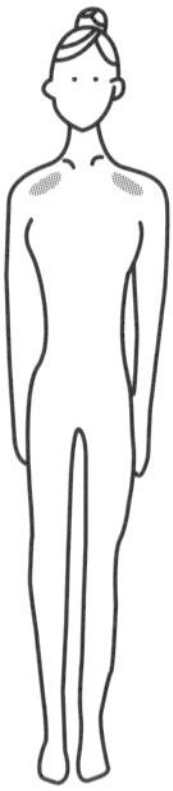

①関連筋肉（色がついている部分）をさする。気づいたときに左右1分ぐらい。
②お風呂など、リラックスしたときに、3～6回優しくさする。
③腕回し、肩回しなどの動きをこまめに行う。

経絡ヨーガ
特別プログラム

①両足を腰幅に開く。

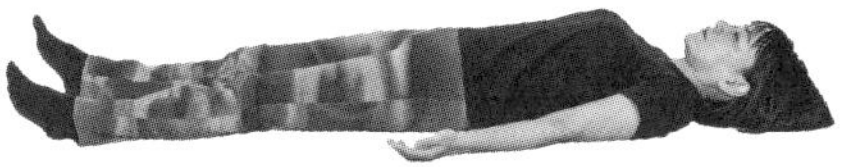

②拳を握り、脇を締め、肘を直角に立てる。

③胸を反らして十分広げ、首も胸の反りに合わせて自然に反らせる。

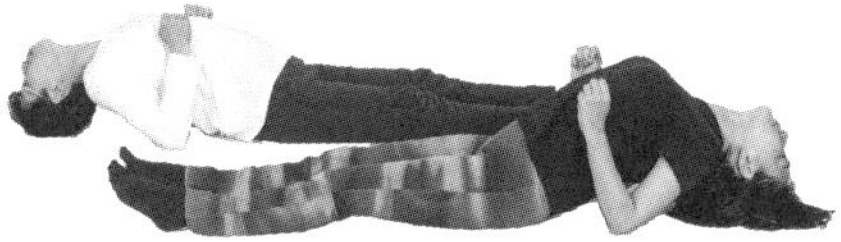

④３呼吸保ち、ゆっくりと戻す。これを３回行う。

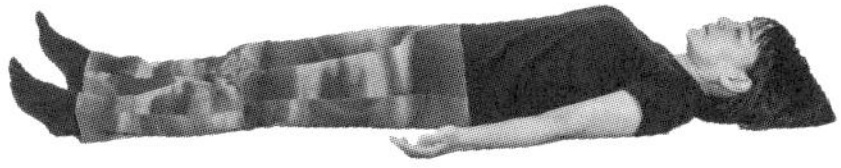

最後に
３呼吸休む

１セットだけ行う

動きのポイント

★胸を反らす動作がやりにくい場合も、無理に力をかけず、しなやかに反るラインをイメージして、徐々に反らせる。

心タイプの特徴&生活改善

心は、全身への血液循環を担うポンプ機能として働きます。大脳皮質を中心とする高次神経中枢も司ります。気持ちの元気は心の気のレベルに左右されます。

また汗と深い関わりがあります。精神的に緊張すると冷や汗が出ますよね。

そして、心の機能の状態は舌によく現れます。舌先にイチゴのようにとげが出る、循環機能低下により舌が紫色に部分的に変化する、味覚が低下するなどの症状があります。

生活改善のポイント

心は、血液を全身に巡らせるだけでなく、精神や意識にも深く関わりがあります。

心の働きは、血液の内容と働きが支えています。血液の内容を決める食事、血流を支える運動に気を配りましょう。

また、血流を阻害するストレスを抱え込まないよう、注意しましょう。焦り、ひとりごと、ため息などの症状が出たら、要注意。忙しいときほど、栄養・運動・休養を見直しましょう。

心タイプの注意ポイント

★病気が現れやすい場所：耳、舌（舌先が痛い、味がわからない）
★弱ったときに症状が現れやすい場所：顔面が赤くなる
★疲れやすい・病気の悪化しやすい時期：夏
★病気になりやすい気候：夏の暑い時期
★不調時の肌の色や顔色：赤
★疲れが出やすいところ：血液の流れ
★病みやすくする動作：対象を直視し過ぎると、血脈を痛めやすい
★病んだときよく見られる病変：ゲップが出やすい
★病んだときの感情の変化：よく喜ぶ
★病んだときに変化のある分泌液：汗
★病んだときに好む味、変調をもたらす味：苦
★相互に働きを補完し合う内臓：小腸

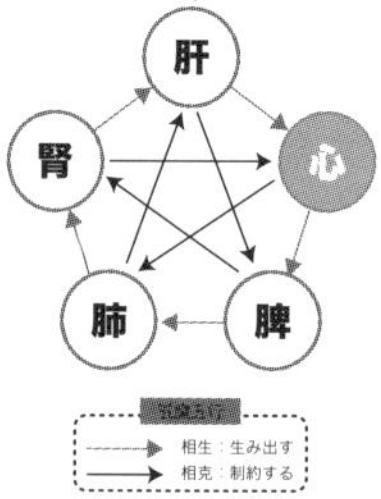

五臓との関係

心が強いと肺「呼吸器系」を傷めやすい
心が弱いと腎「泌尿器系」に傷められやすい
肝が弱いと心が育たない
心が弱いと脾が育たない

歪みのフォーム２・頭脳型（後ろ重心）と フォーム３・消化器型（左足重心）、フォーム５と６の 泌尿器科型タイプは心のケアをしっかりと

■心タイプの食のポイント

心は夏に働きが高まります。夏（5／6〜7／20）生まれの人は、心が強いので、肺が弱い傾向にあります。肺・大腸を強める食べ物を摂りましょう。

おすすめ食材

肺の働きを高める、くるみ、アーモンド、白ごま、落花生、はと麦、ショウガなど
腸の働きを高める、きくらげ、たけのこ、ごぼう、バナナ、柿、プルーンなど

おすすめ漢方素材

にんじん、オウゴン、ブクリョウをコスメや薬膳で利用

お顔のお手入れ
ワンポイントアドバイス

（肺の働きを強め心をサポートする部位）

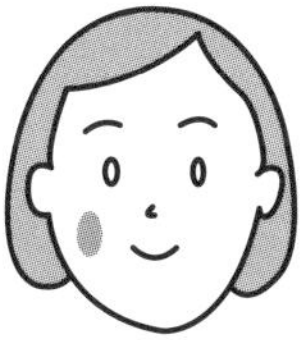

お顔のお手入れ時に手のひらを10〜20秒ほどグレーの部分に優しく当て、まぶたを閉じて気を集中させる。
「気・血・水」が手のひらに集まってくるイメージで。

★おすすめアロマ：血行促進にラベンダー、ローズマリーを活用

経絡ヨーガ

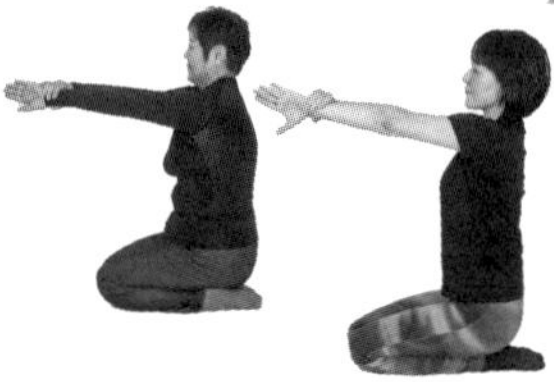

①左手を前に伸ばし、小指を上に、親指を下に、手のひらを反転する。
②右手で左手首を持ち、反転したまま十分伸ばす。左右各１～３回。

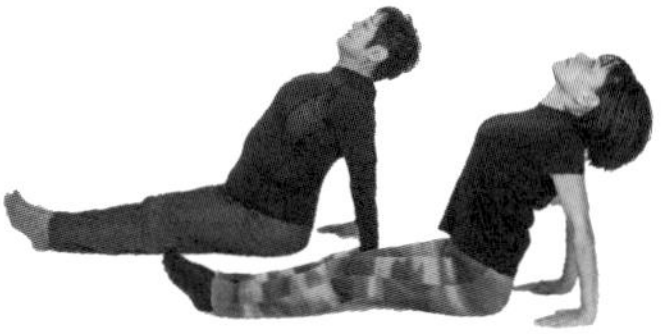

①足を前に伸ばし、手を30cmくらい後ろに置く。
②息を吸いながら肘を十分伸ばし胸を開く。
③息を吐いて緩める。１～３回。

関連筋肉のケア

大腿四頭筋

心の疲れをケア

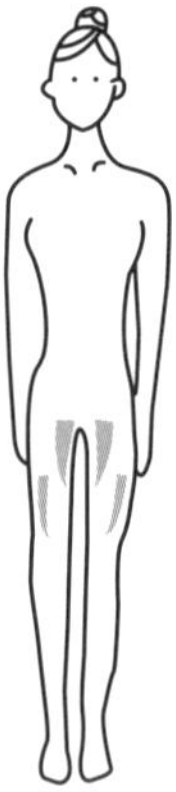

①関連筋肉（色のついている部分）を、気づいたときに左右１分ずつくらいさする。
②お風呂などでリラックスしたときに３～６回優しくさする。
③経絡棒などでさする。

経絡ヨーガ
特別プログラム

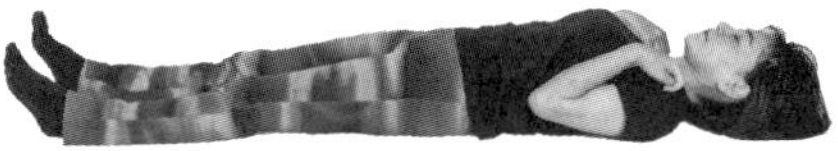

①両足を腰幅に開く。

②両手の肘を胸の横に密着させて、拳を握って肩につける。

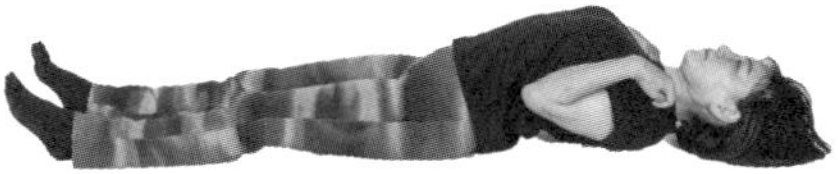

③腰に力を入れ、胸を張り、肩甲骨同士を引き寄せ、6呼吸保つ。

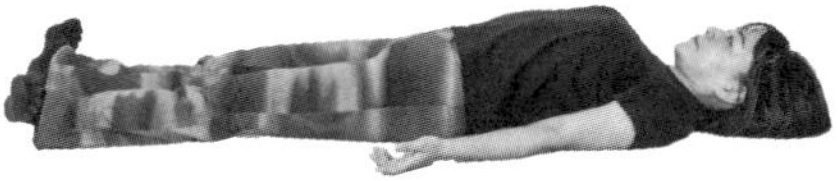

④ゆっくりと戻す。

最後に
3呼吸休む

1セットだけ行う

動きのポイント

★上胸部をなるべく反らし、肩甲骨を寄せる。

脾タイプの特徴＆生活改善

脾《ひ》は、免疫と血液機能、中でも血液の貯蔵、老化した赤血球の処理を担当しています。飲食物を消化して、エネルギーに変化させ、腸に運び、吸収させる工程も担っています。水液の代謝にも関わるので、脾機能が低下するとむくみやすくなります。

また、思慮深くあり過ぎると脾が傷みます。思いを巡らせるのも、楽しい程度ならばいいのですが、憂えるほどに思い巡らすのは消化・吸収を妨げ、免疫力が低下してしまいます。

生活改善のポイント

脾は吸収した栄養物を気・血・水に変え、全身に供給し、老廃物を体外に排出するという大切な役割を担っています。脾は、決断力を司る肝胆の影響を受けやすいので、優柔不断になりがち。思い、憂えることが多いと、脾臓の働きは低下します。

食べる・飲むという簡単なストレス解消では、老廃物はますます流れにくくなる、という悪循環に。力を使ったり、運動・レジャーなどがおすすめです。普段から腹筋・背筋などの簡単トレーニングもいいですね。肝のケアも同時進行しましょう。

脾タイプの注意ポイント

★病気が現れやすい場所：口。食欲異常・味覚異常など

★弱ったときに症状が現れやすい場所：口内炎や唇の炎症を起こしやすい

★疲れやすい・病気の悪化しやすい時期：季節の変わり目

★病気になりやすい気候：湿気の多い時期

★不調時の肌の色や顔色：黄

★疲れが出やすいところ：筋肉

★病みやすくする動作：座り過ぎると肌や筋肉を痛めやすい

★病んだときよく見られる病変：つばなどを飲み込み過ぎる

★病んだときの感情の変化：思慮し過ぎることが多い

★病んだときに変化のある分泌液：涎《よだれ》

★病んだときに好む味、変調をもたらす味：甘

★相互に働きを補完し合う内臓：胃

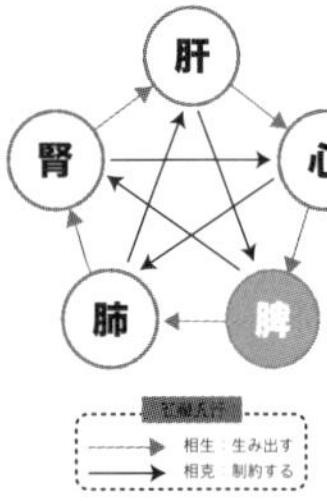

五臓との関係

脾が強いと腎「泌尿器系」を傷めやすい

脾が弱いと肝に傷められやすい

脾が弱いと肺が育たない

心が弱いと脾が育たない

歪みのフォーム１・頭脳型（前重心）とフォーム３＆４の消化器型（左足・右足重心）、フォーム５の泌尿器科型（右ねじれ）は心のケアをしっかりと

■脾タイプの食のポイント

脾は季節の変わり目、とくに梅雨の時期に働きが高まります。(1/17~2/3、4/18~5/5、7/21~8/7、10/21~11/7)に生まれた人は、腎が弱い傾向にあります。腎を強くする食べ物を積極的に摂りましょう。

おすすめ食材

腎を補う、なまこ、牡蠣、黒ごま、黒豆、くるみなど
利尿作用のある、しじみ、あさり、はまぐり、きくらげ、りんご、はと麦など
神経の疲れを取る、クコの実、ナツメなど

おすすめ漢方素材

ヨクイニン、シソ、チンピをコスメや薬膳で利用

お顔のお手入れ
ワンポイントアドバイス

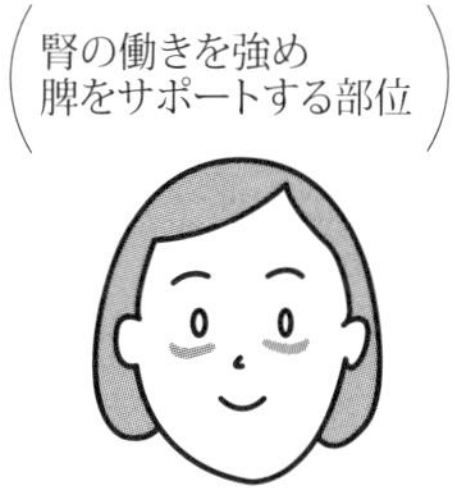

お顔のお手入れ時に手のひらを10~20秒ほどグレーの部分に優しく当て、まぶたを閉じて気を集中させる。
「気・血・水」が手のひらに集まってくるイメージで。

★おすすめアロマ:むくみの解消や胃腸のケアにセイヨウハッカ、レモンを活用

経絡ヨーガ

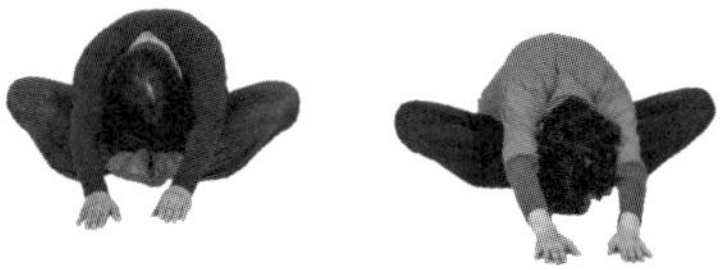

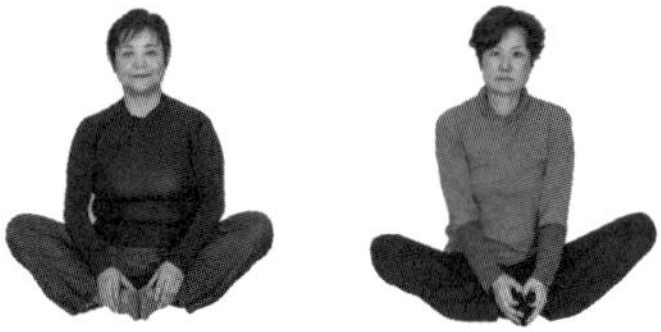

①足裏を合わせて合蹠にし、息を吸いながら背を伸ばしてから、息を吐きながら手を前に伸ばす。
②息を吐きながら肩とお腹の力を抜き、戻す。１～３回。

①足裏を合わせて合蹠《がっせき》にし、息を吸いながら背を伸ばす。
②息を吐きながら緩める。１～３回。

関連筋肉のケア
大胸筋鎖骨部
脾の疲れをケア

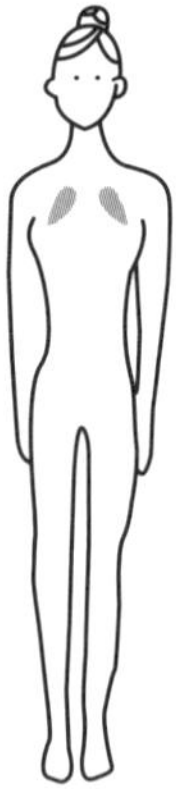

①関連筋肉（色のついている部分）を、気づいたときに左右１分ずつくらいさする。
②お風呂などでリラックスしたときに３～６回優しくさする。
③胸を開きながら肩を回す運動をこまめに行う。

経絡ヨーガ
特別プログラム

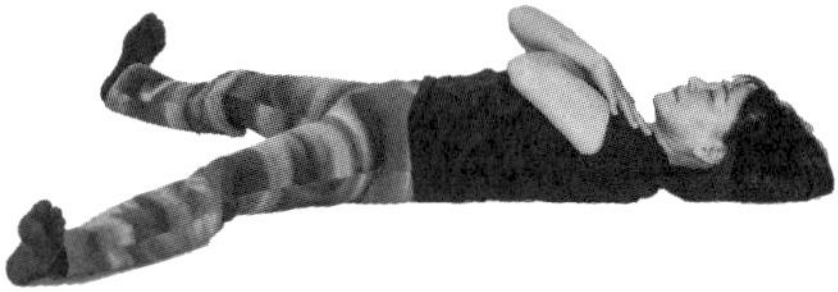

①両足を腰幅に開く。

②拳を握り、脇を締め、
肘を直角に立てる。

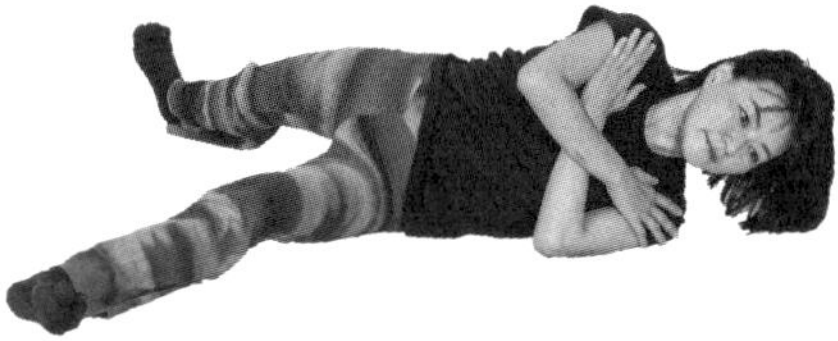

③胸を反らして十分広げ、首も胸の反りに合わせて自然に反らせる。

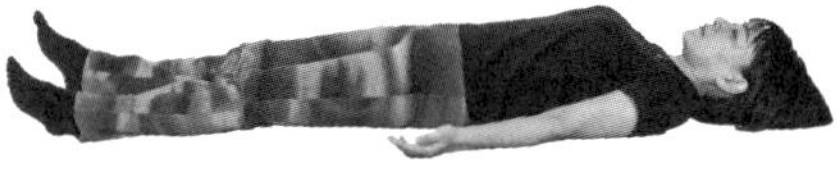

④３呼吸保ち、ゆっくりと戻す。これを３回行う。

最後に
３呼吸休む

１セットだけ行う

動きのポイント

★かかとを押して伸ばすとき、足先をまっすぐ天井に向ける。

肺タイプの特徴&生活改善

呼吸運動を主に行う肺は、気の生成と調節も管理します。さらに、水分を全身に循環させ、汗や尿として、津液を体外排出する働きもしています。肺の働きが低下すると、むくみが起き、声が出ない・声が小さいなどの症状が出ます。また、肺は心機能の全身に対する調整作用を補助する重要な働きもあります。

普段から深い呼吸を意識すれば、免疫力もアップします。イライラ怒っているとき、ストレスを感じているとき、呼吸が浅くなっていますよね。免疫力は、怒りでも下がってしまいます。唯一意識で自律神経機能レベルに働きかけられる呼吸という方法を最大限活用しましょう。

生活改善のポイント

心は血、肺は気を担当し、気血を全身に巡らせることができます。肺の働きが低下すると、物思いにふけったり、無意識にため息がでたり。高じると息が浅くなり、くよくよ後ろ向きになったり。

肺が肝に影響し、物思いがイライラのもととなったり、憂鬱のもとになったりします。ため息が出たら、しっかり身体をねじりましょう。ぐっと、踏ん張る力が肺をケアします。コツは呼吸。吐く吸うの前後に、しっかり止める呼吸をしてみましょう。

肺タイプの注意ポイント

★病気が現れやすい場所：鼻
★弱ったときに症状が現れやすい場所：鼻、体毛、皮膚
★疲れやすい・病気の悪化しやすい時期：秋
★病気になりやすい気候：乾燥の強い時期
★不調時の肌の色や顔色：白
★疲れが出やすいところ：皮膚
★病みやすくする動作：寝過ぎると皮膚を痛めやすい
★病んだときよく見られる病変：咳をすることが多い
★病んだときの感情の変化：悲しむことが多い
★病んだときに変化のある分泌液：鼻水
★病んだときに好む味、変調をもたらす味：辛
★相互に働きを補完し合う内臓：大腸

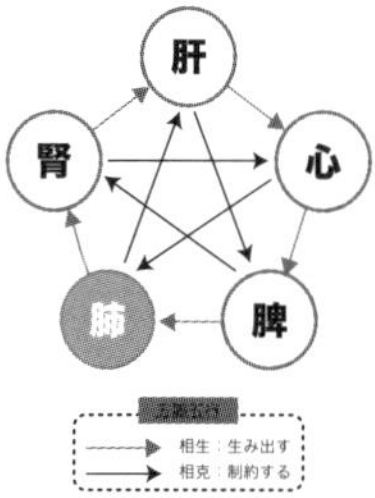

五臓との関係

肺が強いと肝を傷めやすい
肺が弱いと心「循環器系」に傷められやすい
肺が弱いと腎が育たない
脾が弱いと肺が育たない

**歪みのフォーム1・頭脳型（前重心）と
フォーム6・消化器型（左ねじれ）は
肺のケアを大切に！**

■肺タイプの食のポイント

肺は秋に働きが高まります。秋（8／8～10／20）生まれの人は、肝・胆嚢《たんのう》が弱い傾向にあります。肝・胆を強める食べ物を摂りましょう。

おすすめ食材

肝臓の造血作用を高める、青魚、しじみ、牡蠣、にんじん、ニラ、ごぼう、春菊、プルーン、ぶどう、クコの実など
肝臓の解毒作用を高める、なまこ、どじょう、しじみ、枝豆、アスパラ、小松菜など

おすすめ漢方素材

ヨクイニン、ユキノシタ、ソウハクヒをコスメや薬膳で利用

お顔のお手入れ
ワンポイントアドバイス

（肝の働きを強め
肺をサポートする部位）

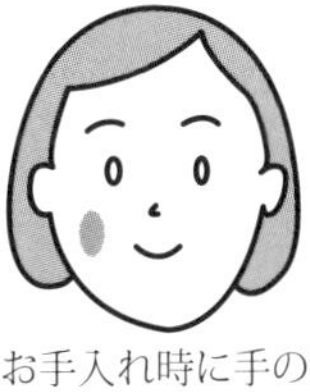

お顔のお手入れ時に手のひらを10～20秒ほどグレーの部分に優しく当て、まぶたを閉じて気を集中させる。
「気・血・水」が手のひらに集まってくるイメージで。

★おすすめアロマ：アレルギーのときに、イタリアイトスギ、ユーカリを活用

経絡ヨーガ

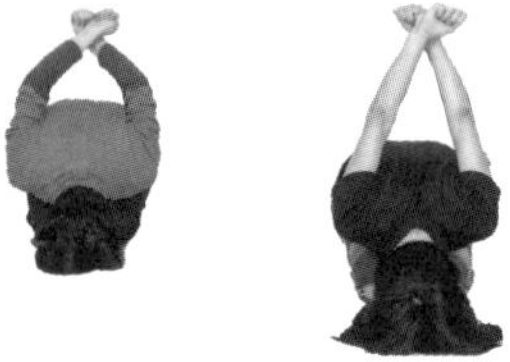

①背中で手を交差する。
②交差した手を上に上げながら前屈して、戻す。1～3回。

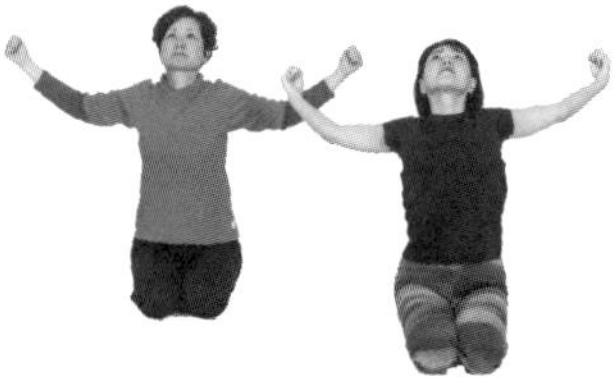

①正座(立ち姿勢でも可)して、両手を握って横に胸を開く。
②ゆっくり戻す。1～3回。

関連筋肉のケア

頸筋

肺の疲れをケア

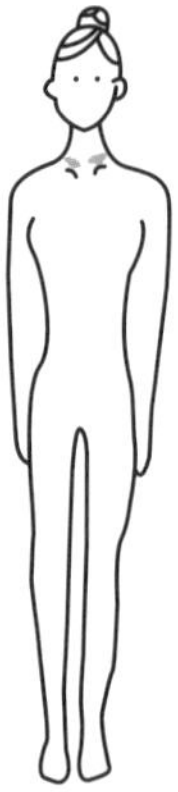

①関連筋肉(色のついている部分)を、気づいたときに左右1分ずつくらいさする。
②お風呂などリラックスしたときに3～6回優しくさする。
③関連筋肉に軽く手を置いて首を回す。

経絡ヨーガ
特別プログラム

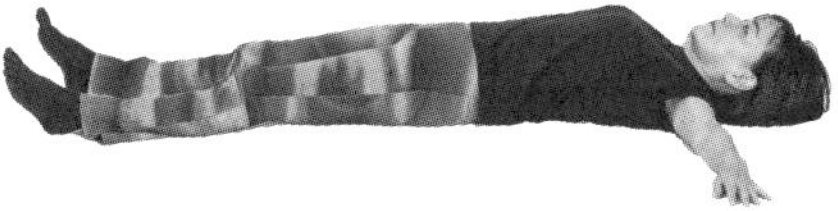

①両足を腰幅に開く。
②腕を左右に伸ばし、手のひらを下にして親指が床に着くようにする。

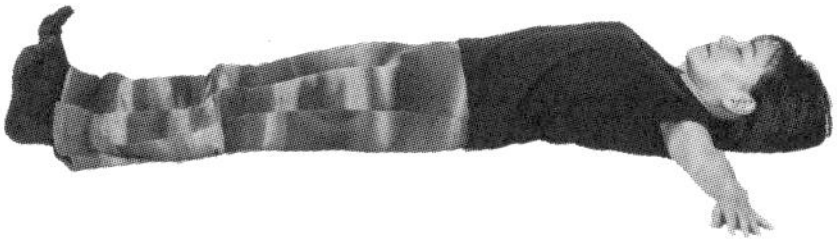

③両方のかかとを下方へ伸ばす。
④両手両足を伸ばしきったところで３呼吸保ち、力を抜く。

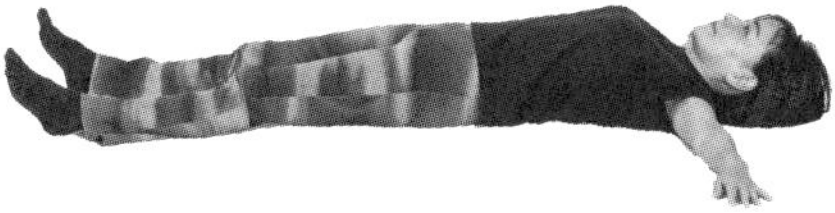

⑤ゆっくりと戻す。

最後に
３呼吸休む

１セットだけ行う

動きのポイント

★胸を反らす動作がやりにくい場合も、無理に力をかけず、しなやかに反るラインをイメージして、徐々に反らせる。

腎 タイプの特徴＆生活改善

腎は精気（元気のモト）を貯蔵する、身体の生命維持機能。生殖・泌尿・呼吸・内分泌・中枢神経などに関わり、成長や発育を助けます。

腎は、肝や脾と協同して水液の代謝と排泄を整えます。腎は耳と関係が深い臓器です。

また、脾の働きでつくられたエネルギーの余剰分を蓄えておくのが、一番大切な仕事です。

生活改善のポイント

腎はもともとの元気、精気を貯蔵するところ。日々の生活でできる元気のモトをせっせと腎に蓄えます。元気が少なくても、大丈夫。減らさないように元気を貯めていけばいいのです。

腎の元気が低下すると、集中力が減る症状が出ます。逆に、腎が働き過ぎると、気を遣いすぎるというトラブルが生じます。食べても太れないというタイプも多いです。肩甲骨周囲を柔軟にする動きがおすすめです。自然の場での気分転換もよいでしょう。腎の貯金が少なくなると老化現象が現れます。

腎タイプの注意ポイント

★病気が現れやすい場所：耳、肛門と陰部
★弱ったときに症状が現れやすい場所：髪が抜けやすく、白髪になりやすい
★疲れやすい・病気の悪化しやすい時期：冬
★病気になりやすい気候：寒い時期
★不調時の肌の色や顔色：黒
★疲れが出やすいところ：骨
★病みやすくする動作：長く立ち過ぎると、骨や腰を痛めやすい
★病んだときよく見られる病変：よく伸びをする
★病んだときの感情の変化：恐れ、おびえやすい
★病んだときに変化のある分泌液：唾
★病んだときに好む味、変調をもたらす味：鹹《しおからい》
★相互に働きを補完し合う内臓：膀胱

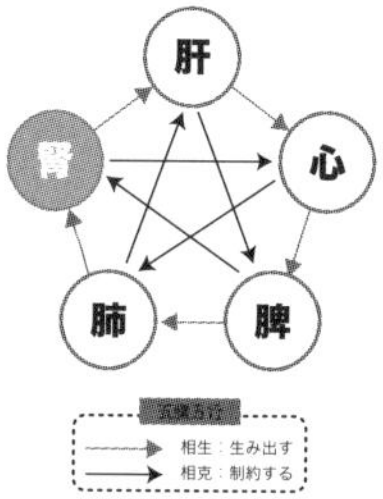

五臓との関係

腎が強いと心「循環器系」を傷めやすい
腎が弱いと脾「消化器系」に傷められやすい
腎が弱いと肝が育たない
肺が弱いと腎が育たない

歪みのフォーム２・頭脳型（後ろ重心）と
フォーム３・消化器型（左足重心）、フォーム５＆６の
泌尿器型左・右じれは腎のケアを大切に！

■腎タイプの食のポイント

腎は冬に働きが高まります。冬（11／8～1／16）生まれの人は、心・小腸が弱い傾向にあります。心・小腸を強める食べ物を摂りましょう。

おすすめ食材

心の機能を強める、青魚、もち米、レンコン、にんじん、たまねぎ、長ネギなど
腎の陽気を強める、羊肉、山羊肉、動物の内臓、うなぎ、どじょう、なまず、栗、山芋、ニラ、にんにくなど

おすすめ漢方素材

シャクヤク・ウコン・トウキをコスメや薬膳で利用

お顔のお手入れ
ワンポイントアドバイス

（心の働きを強め
腎をサポートする部位）

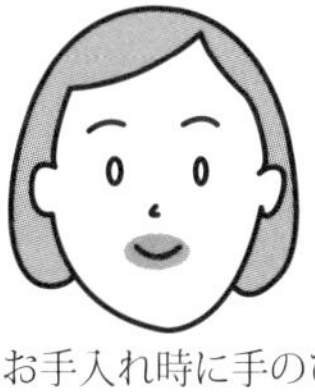

お顔のお手入れ時に手のひらを10～20秒ほどグレーの部分に優しく当て、まぶたを閉じて気を集中させる。
「気・血・水」が手のひらに集まってくるイメージで。

★おすすめアロマ：疲れやすいときに、ゼラニウム、イタリアイトスギを活用

経絡ヨーガ

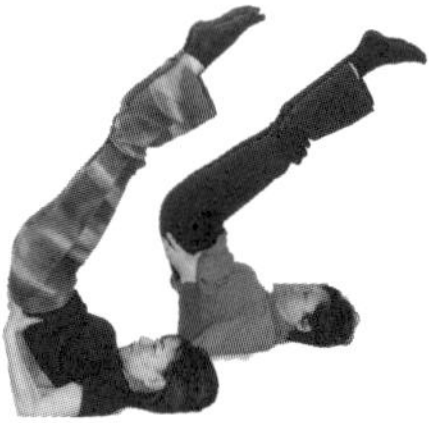

①仰向けから足を90度に上げ、ゆっくり手で腰を持ち上げて支える。
②３～６呼吸保ち、ゆっくり戻す（腰に負担がかからないように膝を曲げてもよい）。

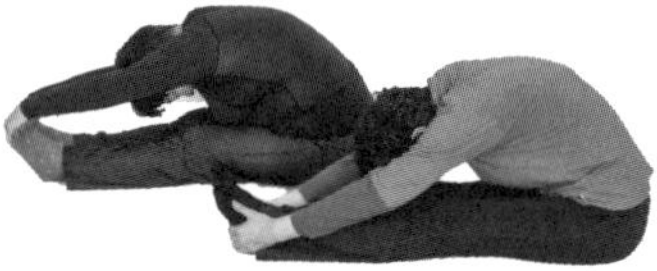

①足を前に伸ばし座る。
②息を吐きながら前屈し、１呼吸してから戻す。１～３回。

関連筋肉のケア

縫工筋

腎の疲れをケア

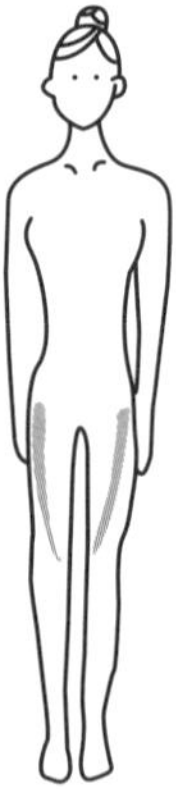

①関連筋肉（色のついている部分）を、気づいたときに左右１分ずつくらいさする。
②お風呂などでリラックスしたときに３～６回優しくさする。

経絡ヨーガ
特別プログラム

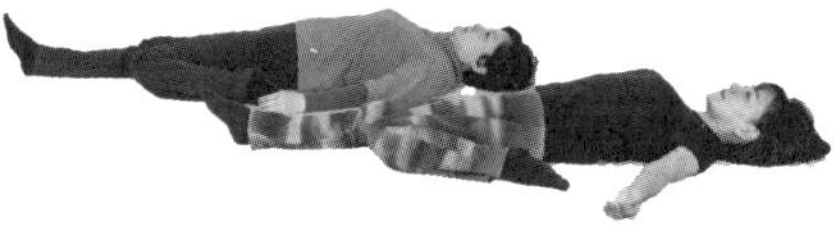

①両足を腰幅に開く。

②重心側の足を親指側が床に着くように曲げる。

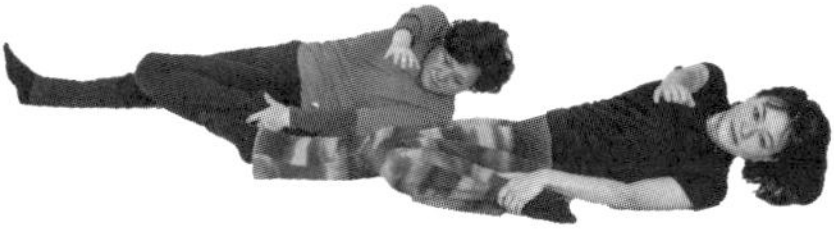

③曲げた足の足関節を同じ側の手で握り、その方向に上体をひねりながら起こす。

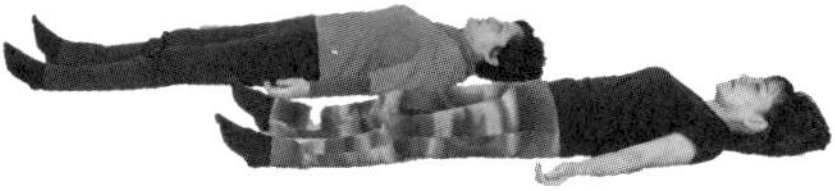

④３呼吸保ち、ゆっくりと戻し、３呼吸休む。これを左右３回繰り返す。

最後に
３呼吸休む

1セットだけ行う

動きのポイント

★上体をひねり起こすときに無理をしないこと。

元気をつくる源、体温36度５分に！ お灸のススメ

見えない線路である経絡を走ってきた見えない電車＝気は、見える血や水に含まれた「いるもの・いらないもの」の交換を全身の細胞・内臓レベルで行います。この内臓（心身・諸器官）がもっとも機嫌よく働ける環境があります。それは、体温36度５分。

体温が適温でないと、内臓は最高の機能が発揮できません。体温が低いということは、劣悪な環境で仕事をさせられているようなもの。内臓にいろいろと負担がかかり、なるべく無駄に疲弊しないように、低いレベルで何とかやり過ごそうとします。

体温を下げる要因は、ストレス、冷たい飲食物、過労、睡眠不足、不規則な食事など。現代人なら誰でも思い当たることばかりです。そんな生活を続けていれば、体質の壁は高くなってしまいます。

本書では体質の壁を低くするために、ウサギとカメの傾向を自覚して基本となる生活改善を行い、「気・血・水」を整える方法を紹介してきました。そしてパーソナルケアによる歪み改善で、身体の外枠を整え、内側にある内臓機能を改善するノウハウを紹介してきました。

最後にもう１つ、内臓が働く環境を整える冷え対策として、お灸があります。自分でできるタイプのお灸を乗せて、気持ちよさと効果を体験してみてください。

不調は経絡から始まり（未病度：初期）、胃が重い、足が重いなどという機能低下につながり（未病度：中期）、胃に潰瘍ができる、膝関節が失調するなどという器質障害（未病度：後期）につながってしまいます。そして、初期～中期～後期へと行きつ戻りつしている間も、自律神経はいつもの調子を守ろうと、バランスを取り続けます。

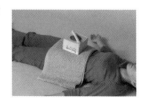

そうした自律神経の過度な緊張や大きな揺さぶりの継続は未病度を重くします。

未病度初期～後期のどの段階でもケアの基本として「温める」ことを大切にしていきましょう。それが自然治癒力のアップ！　つまり免疫力のアップにつながります。

第5章

パーソナルケア・セラピー体験談

体験談

親子で体質改善できました!

伊藤佳世さん　48歳　自律神経ケアヨーガインストラクター

私は26歳のとき、絶不調に見舞われました。

食べられない、眠れない、動けない、やる気も気力もなく、1週間で7キロも痩せてしまったんです。病院にはもちろん行きましたが、検査では異常なし。どこも悪くないといわれます。こんなに辛いのに、異常なしってどういうこと? 今ではハッキリ自律神経の乱れだったとわかります。

でも、それまで健康には自信がありました。とはいえ、中学の頃から便秘、頭痛、肩こり、社会人になってそれプラス腰痛、生理痛、アトピーなどの不調を抱えていたんです。健康に自信があったなんて、なんて勘違いしていたのでしょう。

当時の仕事はスイミングインストラクター。どうしたらいいかわからないとき、自律神経ケア協会の小島夕佳先生とのご縁があり、自律神経ケア、自律神経ケアヨーガを学びました。

歪みを修正し整えるヨーガで身体は変わりました。食べられない、眠れない、動けない、やる気も気力もない悩みが、すべて解消! 絶不調から絶好調に! この素晴らしい自律神経ケアを子どもたちにも!! 体質だからとあきらめてはもったいない! 「健康」このことを、正しく理解し、体質を理解し、将来の健康に自信が持てるように、身体のSOSを読み取る学びを続け、子どもの未来の健康を育てていきたい。

親子で元気に。体質改善専門家を目指し、自律神経ケアヨーガインストラクターとして学び伝えていきます。

先生のコメント

元気、健康について、自分のことはなかなかわからないものです。
便秘、肩こりは病気ではありませんが、そのままにしておけば、やがて不調の極みになりかねない。貴重な体験をされましたね。その体験を活かして活躍して行きましょう!

体験談

セラピスト時代、自律神経を昼夜逆転生活で壊しましたが、復活しました。

高倉万由美さん　32歳　主婦

ずっと元気印の女の子でした。周りからは、「いつも皆に元気だね！」と言われました。小中高とバスケットに明け暮れ、天真爛漫。何も不安はありませんでした。

東京でエステティシャンになってからは、昼夜の区別がつかない日々が続きました。1日中、クタクタになりながら7～8人の施術をして、ふと誰に対しても同じ施術に疑問が湧きました。でも、当時は1人ひとりに対応するプログラムはありません。1年半後、ついに倒れ救急車で運ばれることに。一口食べただけで猛烈な胃腸の痛みで激痩せしてしまいました。

自律神経失調症と診断され、半年以上かけてやっと食事ができるようになりました。いい気になって無理をし続ければ、壊れてしまう、という辛い体験でしたが、気づいたら身近に、個別の体質に合わせた指導をしている母がいました。

それからは、パーソナル施術、整うヨーガ、自律神経バランスカウンセリングを必死に学び、サロンチーフを担当。ヨーガの資格も取り、クラスを担当。子宮温活セミナーを開催。同じ冷えでも、個性・体質によって、ケア方法が変わります。お客様も、自律神経バランスのグラフの読みとりもできるようになりました。ホームワークも楽しんで実行していただけ、家族皆で来てくださいます。

ヨーガクラスも、年配のクラスこそ、お肌のお話し大好き。プチケアでもその方に必要なご指導できるのは、自律神経バランス見える化ツール・メソッドがあるからです。

これからも、子育て中もできるこのお仕事で、役立てるよう研鑽して行きます。

先生のコメント

倒れる前、妙にむくみがきてました。大丈夫かな？　と思っていた矢先の入院。若くても無理は無理なんですね。身をもって体験した辛さを活かし、本当に心身を労わる方法を１人でも多くの方にお伝えして行きましょう。

体験談

私は、もっと元気になれる！
家族皆が笑っている家族に！　人は変われる

中垣内　久枝さん　30歳　主婦

何で今まで気がつかなかったの？
生きていること
心臓が動いていること
呼吸していること
寝たら目が覚めること
当たり前だと思っていました。
この不思議に気がつかせてくれました。
末娘が0歳からアトピーで、だんだんひどくなり入院。最終的には漢方と薬も使い、なんとか回復。以来、家族中で食をはじめ、あらゆる改善を頑張りました。とても辛かったです…。
なぜ？　そんなとき自律神経を整えるヨーガを真剣に学び始めました。
自律神経・生命神経とも呼ばれている、この不思議が見えるなら、もっとこの不思議と心と身体と向き合いたい。そう思ったら、なんだかワクワクしてきました。自分の身体を知るって、こんなにワクワクするんだ。
私、もっと元気になれる、変われる！
そして、私の家族も周りにいる大切な人たちも、元気にしてあげたいです。
もっと元気になって、家中を笑いの渦にしたい。もっと笑顔で、家族を元気にしたいです！

先生のコメント
末娘さんのアトピー、本当によく頑張りましたね。
体質改善は根気です。母の愛情は素晴らしいですね。
これからも、無理せず油断せず、子育てを楽しんでください。

体験談

食と運動で自律神経を整える。50代今が一番元気！

澤奥早苗さん　57歳　主婦（自律神経ケアヨーガインストラクター）

静岡県在住、ＡＮＣＡ自律神経ケア®ヨーガインストラクターの澤奥早苗です。自律神経ケアヨーガで心身の不調を整えるヨーガレッスンをしています。

私は、ずっと自分が健康だと思い込んでいました。なぜなら健康診断で何も引っかからなかったから。

でも、小学生の時から便秘・片頭痛、社会人になってからは慢性肩こり、挙句の果てにぎっくり腰・腰部椎間板ヘルニアと、さまざまな不調とともにありました。

運動をしなければと思いながらも、体を動かすことが嫌いでした。そんなとき出会ったのが「自律神経ケアヨーガ」でした。体が硬い私はヨーガ＝ポーズのイメージで絶対無理！　と思っていたのですが、このヨーガはまったく違いました。

身体を動かすことはこんなにも気持ちのいいものなんだと感動しました。

このヨーガを続け、それまであった不調がいつの間にかなくなっていることに気づきました。

はじめは、単に体を動かしたからだと思っていました。

でも、実際は身体の歪みを整えるだけなく、自律神経をも整えていたのです。

私は今までの人生の中で、今が一番元気です。年齢に負けず、元気に笑顔で生活できることのしあわせ。本当にこの自律神経ケアヨーガ、そして自律神経を見える化できる「ハピエジアプリ」に出会えてよかったと思います。これからも、笑顔を増やすお手伝いをしていきます。

先生のコメント

静岡から刈谷駅ファミリーマートまで毎月の研修に通われた澤奥さん。

今は、食と運動のバランスが最高によい習慣に。

ヨーガクラスでも、穏やかな澤奥さんの魅力満載レッスン。これからも、ますますのご活躍を！

体験談

自然治癒力の発揮をお手伝い
冷え取り名人、一味違う鍼灸師

山口さん　56歳　鍼灸師

鍼灸師の、山口裕美です。

50歳目前にして歯科衛生士から鍼灸師に転職を決意したのは、事故の後遺症で、まったく違うプチ不調生活にオロオロするばかりだったからです。

不安の中、初めての鍼灸治療に出会いました。身体がどんどん楽になり、以前からどうしようもないとあきらめていた、むくみなども、楽になっていったのです。

その経験から鍼灸で人の役に立ちたいと資格を取りました。しかし、いざ、卒業をしたものの、お客様のお悩みに対しどうしたらよいか、道筋が見えなかったのです。

それもそのはず。治療法を学んでも、相手の不調を理解する方法は、ほとんど何も知りませんでした。そんなとき、自律神経ケア協会小島夕佳先生に出会い、自律神経バランスを指針にパーソナル指導のスキルを学びカウンセリングに自信がつき、リピーターが続出。

とくに冷えを取り不調を整える【温芯トリートメント】は病院に行くほどでもないプチ不調解決の喜びの声をたくさんいただいています。

「ヘルスサポートあすなろ鍼灸院」INさいたま市ではお悩み、お困りごとの根本解決に取り組んでいます。また、協会とコラボで健康教室、自律神経バランス体験会など啓蒙活動も開催しています。

先生のコメント

交通事故をきっかけに鍼灸師の道に進まれた、山口さん。

温芯トリートメントという超冷え取りデトックスのメニューが大人気。

心も身体も温めてくれる、女性の味方です！

体験談

30分フィットネスに自律神経ケアを活かす

一般社団法人ANCA自律神経ケア協会インストラクター
女性専用フィットネス　ビーライン星ヶ丘代表　野木真実さん

30分フィットネスのオーナーとして15年。運動が第一と、楽しい時間、皆と一緒に過ごす時間、フィットネスの楽しさはまさに女性を元気にできるスペースです。

ところが、自分自身が頑張って走り続けてはバテてしまう。どうして？

今ともなれば、体の声をよく聞かずに気持ちだけが先走り、体に鞭打っていたということを自律神経の学びで知りました。

小島夕佳先生との出会いは、今でも忘れることができません。ある講座の中で、隣の席に。自律神経は見えるんですよ～、と。

えっ？　ずっと知りたかったんです。自分の体質。

どうして今の自分なのか？　どうしたら安定した体調を保てるのか？

自律神経ケアの学びで、その理由がよくわかりました。

そして今は鍛えるだけではなくて、自律神経バランスの大切さを伝えたい！

わかっているつもりで、一番わからないのが、自分の身体。

踏むだけデトックス楕円棒をフィットネスに取り入れました。

身体の疲れ、足裏との会話、どこがこっている？　冷えてる？

すると、「頑固な便秘だったのに、するっと出た！」「足のむくみがある日はかなり痛いけど、踏んでから寝ると朝が楽なの～」など、いろいろな変化や喜びの声がいただけたのです。

自律神経バランスを見える化した、協会のプログラムが本当に素晴らしく、さらに周りの方にも「幸せWAVE」が広がっていくお手伝いをしていきます。

先生のコメント
本当に衝撃的な出会いでしたね。
パワフルな野木さん、学びにいつも前向き、いつも周りに元気を届ける、自律神経ケアの学び、自分を大切にするメソッドでますますの活躍を！

故・安保先生直撃質問！

世界的な免疫学の権威である安保徹先生に直接お話を伺いました。

以前、室戸のバーデハウスでの先生の講演会で司会をさせていただいたご縁があったので、新潟大学まで押しかけて、「体質の壁」としあわせエイジングと免疫についていろいろ聞いてみました！（本記事は2009年6月以前にまとめたものです）

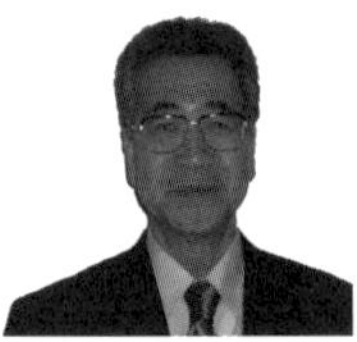

「体質の壁」を乗り越えるために必要なことは？

そもそも体質というのは、50％くらいは遺伝によるものだと思います。

しかし、元の体質がどうであれ、「呼吸する・食べる・動く・出す・休む・思う」という生活習慣を見直し、冷えとストレスの解消に取り組めば、次第に自律神経のバランスが整い、免疫力がアップします。その結果、本書でいうところの「体質の壁」に負けない、自然治癒力がついてくるのです。

といっても、効率よく「体質の壁」を乗り越えるには、自身の体質を理解し、それに合った生活改善を行わなくてはなりません。そこでポイントとなるのが、自律神経のバランスです。本書では、交感神経が優位な人を「ウサギさんタイプ」、副交感神経が優位な人を「カメさんタイプ」と呼んでいますが、この考え方はとてもわかりやすいですね。それぞれのタイプに合わせた生活改善を行えば、免疫力がアップし、しあわせエイジングへと向かうことができるでしょう。

なお、「体質の壁」を越えるにあたって大切なのは、「無理をしない」ということです。怠慢《たいまん》はよくありませんが、無理をしてはむしろ逆効果。自分のペースで毎日、未病の予防を見すえた何気ないケアに取り組むとよいでしょう。

ところで、免疫力とは何なのでしょうか？

免疫とは、ひと言でいえば「病気から身体を守るシステム」です。よく聞く言葉ですが、実際の仕組みはあまり理解されていないかもしれませんね。

免疫には、自然免疫と獲得免疫の2種類があります。自然免疫は、もともと生物が生まれ持った自然治癒力のこと。細菌の侵入を防いだり、ガン細胞のように体内で起きる異常事態を常に監視して、病気の発生を食い止める働きをしています。

一方、獲得免疫は、自然免疫では撃退できない事態が発生したときに働くもので、いろいろな病原体に感染することがきっかけで身につきます。おたふく風邪やはしかなど、ウイルス性の病気と闘って病気を鎮圧するのは、獲得免疫が得意とするところです。

人間の身体はどんな事態に遭遇しても、ある程度慣れて免疫ができてくれれば、過剰な反応はしなくなります。けれども、じつは慣れ過ぎるのも考えものなのです。自律神経同様、免疫のシステムもバランスがとても重要です。慣れ過ぎず、過剰反応し過ぎないようにバランスを取っていくことが大切です。バランスを取るのは難しく感じるかもしれません。日々の気分や体調を記録することも、免疫バランスを知る方法の1つです。

では、免疫力と自律神経の関係はどのようになっているのでしょうか？

自律神経は、免疫細胞の「顆粒球《かりゅうきゅう》とリンパ球」の増減に関わっていると考えられます。人間は、体内に顆粒球が増え過ぎるとウイルスやガン細胞に対応できなくなり、リンパ球が増え過ぎると細菌による感染症にかかりやすくなりますが、この増減に影響を与えるのが自律神経なのです。

簡単にいえば、交感神経が過剰に優位になると顆粒球が増え、副交感神経が過剰に優位になるとリンパ球が増えます。これは「安保免疫システム論」のキーワードです（注：詳しくは安保先生の著書をお読みください）。

交感神経が優位になるのは、日中の活動時、興奮したとき、緊張状態にあるときなどです。この状態は血圧を上昇させる一方、胃腸の働きを抑制します。交感神経は、獲物を追いかけるように活発に活動するため、別名「えさ取り神経」とも呼ばれています。本書で交感神経優位の性質を「ウサギさんタイプ」と読んでいますが、このネーミングはおおむね合っているといえますね。

一方、副交感神経が活発化するのは、原則として夕方から夜間にかけてで、主に休息しているときです。副交感神経が優位になると、心身がリラックスします。この状態は、血圧を下げて心拍や呼吸を安定させる一方、副交感神経が優位になると、心身がリラックスします。

この状態は、血圧を下げて心拍や呼吸を安定させる一方、消化液の分泌を促したり、腸管を活発に動かす役目もあります。睡眠状態に導くのも副交換神経の役目です。本書でこういった性質が優位な人を「カメさんタイプ」と呼ぶのも、おおよそ間違っていないと思います。

実際には、誰でもウサギ・カメの両方の傾向を持っていて、その人なりに自律神経のバランスを取ろうとしています。しかし、バランスが崩れてどちらかに偏り過ぎると、それが免疫力を司る顆粒球とリンパ球にも影響を与え、免疫力が落ちて病気にかかりやすくなるのです。自律神経のバランスを整えることは、病気を予防する上で非常に重要といえます。

自律神経のバランスを整えるのに大切なことは何でしょうか?

それは、体温です。体温は健康の維持に関わるとても重要なポイントです。

人間をはじめ哺乳類のほとんどは、周囲の温度とは無関係に体温が一定の温度に保たれる「恒温《こうおん》動物」です。人間の場合、生命活動に欠かせない酵素が働くことができる温度が37・2度のため、身体はだいたいこの温度を維持しています。といっても、この温度は体表ではなく、脳や内臓がある身体の深部の温度です。これを別の場所で測った場合、舌下では36・2〜36・3度、直腸では36・5〜36・7度になります。通常、体温は脇の下で測ることが多いので、36・2〜36・5度が適切な体温といえますね。これより低くなると、生命活動の基本機能が低下します。身体の冷え、低体温は、自律神経のバランスにも大きな影響を与える問題なのです。

では、どのようなことが低体温の原因となるのでしょうか?

身体を低体温状態に導くのは、間違った生活習慣です。たとえばストレス、冷たい物の食べ過ぎや飲み過ぎ、過労、睡眠不足、そのほか身体を冷やす環境など、身体にとって悪い条件が長期にわたり続くと、身体が冷え、自律神経のバランスも崩れてしまいます。

大切なのは、気持ちと身体に適切な休息を与えることですが、自律神経が乱れると上手に休息を取ることもできなくなります。その結果、免疫力が落ち、自然治癒力も下がって病気に勝てなくなるのです。

「体質の壁」を上手に越えていくには、低体温を招くような生活を避けるとともに、適度な運動と深い呼吸を心がけ、心身を温める工夫をすることが大切です。無理をせず、しかし怠慢にもならないよう、生活改善に取り組んでいけば、免疫力も鍛えられ、しあわせエイジングを楽しめるようになるでしょう。

故・安保徹先生プロフィール

１９４７年10月9日〜２０１６年12月6日

東北大学医学部卒。新潟大学大学院免疫学・医動物学分野教授。国際的に活躍する免疫学者。

１９９６年、白血球が自律神経の支配下にあるというメカニズムを解明。

１９９９年、２０００年と新発見・新たな発表をする。免疫力を高める日常の達人。無理しない、怠慢もしないがモットー。

『免疫革命』（講談社）『未来免疫学』（インターメディカル）、『医療が病いをつくる』（岩波書店）など著書多数。

https://menekiup.net/aboteacher-video/　パスワード　anca

さにケアを充実させるために

ハッピーエイジング習慣化のすすめ

毎日は、忙しく過ぎていきます。1日の終わりには、今日を振り返る時間、そして明日をイメージする時間を取りましょう。これは、歴代の達人たちは皆行っていることです。

大人は誰しもストレスを抱えています。そのストレスを、よいエネルギーに変えていくことができたらどんなによいでしょう。

安保徹先生も、冷えない工夫とストレス軽減の重要さをいつも解いていらっしゃいました。

「無理しない、楽しない」と。

そこで、何が自分にとって無理をさせているのか、何が楽し過ぎているのかを確認する必要があります。無理をしている意識がないまま、無理を重ねた結果、40代半ば、50代前半で心身の調子を崩す方が、あまりに多いのです。

今までご相談に応じてきた方は元気なあまり、無理を無理とも思わず、無理を重ねた結果、体調不良に陥るタイプ（交感神経優位タイプ）、と、そもそも元気がなくやりたいこともできない、もっと元気になりたいというタイプ（副交感神経優位タイプ）のどちらかでした。

そのいずれにも、共通している気持ちの持ちようがありました。

それは、「もっと頑張らなきゃいけない、まだまだこれではダメだ」という鞭打つタイプ。もっと元気になりたい人も同じです。こんな状態ではダメだ、もっとしっかりしなきゃ。

イライラ子どもにあたってしまう方も、こんな母親ではダメだと、自分を責めてしまいます。

「自己肯定感」

どれほど、重要でしょうか、この感覚。この自己肯定感は上がったり下がったりします。当たり前に、自律神経バランスにも影響します。自己肯定感が低いと、自律神経も乱れやすくなります。

1日の終わりは自己肯定感を上げて、休みたいものです。すると、睡眠の質がまるで変わります。

自己肯定感が高い人の人生は、幸福であるといわれています。仕事でも恋愛でも人生でも、チャレンジでき、よい人間関係を築けるには、「何があっても大丈夫」と思える自己肯定感の高さが重要なのです。

自己肯定感を上げることの効果

では、なぜ自己肯定感を上げるとよいのでしょうか?

①前向きになれること

自己肯定感は「自分のネガティブな側面を許容する」という特徴があります。そのため、自己肯定感を高めることで、失敗やミスをしたときにも前向きな考えを持ち、立ち直れます。

とはいっても、「どうやって?」と思いますよね。

「この失敗をしたことで、また経験が増えた」「失敗する人の気持ちもよくわかった」「きっと、よいアドバイスができるだろう」「この、失敗を活かすことでまた成長できる」など、前向きな気持ちを持てることで、チャレンジ精神を持って行動できるようにもなります。

②自分の軸をしっかり持てるようになること

他人の軸で生きるのではなく、自分が主体的に決め、自分の軸にしたがって人生を豊かにできます。また、自分自身を認めることで、自分は自分でよいと認める。そして、自分の判断に自信を持って、自分の価値観をしっかり確立することが可能になります。自分の意見に自信を持って伝えられるようにもなります。

③人との違いを受け入れられ、他人に対して寛容になれること

自分自身のことを認めることで、不思議と自分と同じように他の人も受け入れることができるようになります。他人との価値観の違いも肯定できるため、他者理解が進み、円滑な人間関係を築けるようになります。他人と同じである必要はありません。

ところが、この自己肯定感は、高めようとすると、逆効果なのです。

なぜなら無理に高めようとすればするほど、潜在意識が反発して「自己肯定感なんて高まらない！」と思ってしまいます。

自己肯定感を上げる方法

では、どうしたらいいのでしょうか？

そのヒントが「高める」ではなく「高まる」ということ。

自分で高めようとしなくていいのです。自分以外の力で高めていくことがポイントです。

そして、そのために一番効果的かつ簡単な方法が、「書く」こと。書くこと、記録することなのです。

記録したことは、振り返ることができます。

なぜ記録することが効果的なのでしょうか？

それは書き出す、記録する（自己表出）、文字にする（可視化）、目で確認する（記憶）ことが脳や潜在意識に働きかけるからです。ほかの作業に比べて記録することは、脳に与える影響が圧倒的に違うといわれます。記録をすることで、脳が何か所も刺激を受け「これは重要な情報だ」と認識するのです。

また、記録した言葉を目にすることで、脳が本気モードに変わります。さらに脳科学では、言葉にすることで無意識をコントロールすることができるといいます。

つまり習慣を変える初めの一歩といえるでしょう。

書く、記録することで、自己肯定感を高めることができます。

・手で書くことで脳が圧倒的な刺激を受ける
・記録された言葉を目にすると、潜在意識を自分でコントロールできる

♡・♡・♡・♡・♡・♡・♡・♡・♡・♡・♡・♡・♡・♡・♡・

・脳は、そこに書かれた仕組みに従うようになっている
・書くだけでネガティブな感情がやわらぐようになっている
・書くことが行動を変えるスイッチになる

つまり、習慣をほんの少し変えることは可能なのです。

そこで、自己肯定感が勝手に高まる書き方のコツをご紹介します。

・自己肯定感を高めるもっとも簡単な方法とは？
・書くことは自分の内面と対話すること
・使う言葉を変えてみる、今あるものに目を向けて「ねばいけない」的発言からこうできたらよりいい、に変えてみる

これらのワークは、心のブロックと関係しています。自分に向き合うのは、勇気も時間もかかります。安心・安全・信頼できる環境でコーチなどを受けながら、進めていくといいでしょう。

大人だから「完璧」または「まあまあ、毎日うまくこなせている」と思っていませんか？

そんなことはありません。大人だって、悩み、苦しみ、ストレスと戦っています。

大人も当たり前に、自己肯定感を高めていく作業が必要です。

心折れることは、たくさんありますが、日々、書き出し、記録し、自分と対話をし、日々のＰＤＣＡを回せたら、安定した心で、前向きにいろいろ取り組めるようになります。

ぜひ楽しみながら取り組んでみてくださいね。

♡・♡・♡・♡・♡・♡・♡・♡・♡・♡・♡・♡・♡・♡・♡・

実際にやってみよう!!

自己肯定感が高まる振り返り習慣を「ハピエジPDCA（ハッピーエイジング）」といいます。

①「自尊感情」を高める日々のトライ

・褒め続けることで「自分には価値がある」自信を持って言えるようになります。

②「自己受容感」を高めるトライ

・「自分は自分でいい」と、どんな自分も認めてください。

・今日のよかったこと1日3つ、いいことを書きましょう。

③「自己効力感」を高めるトライ

・「ムリ、やっぱりできない……」と始める前からあきらめてしまいがち。やれたらどんないいことがあるのか、起きるのかを書き出してみてください。イメージ力が育ちます。

④「自己信頼感」を高めるトライ

・「根拠のない自信」は誰でも身につけられる、大丈夫と10回言ってみましょう！

・「できた」という小さな自信を積み上げたら、大きな自信が育まれます。最初は小さな自信から！

⑤「自己決定感」を高めるトライ

・自分の人生、選択するのは自分です。自分でコントロールできていますか？

⑥「自己有用感」を高めるトライ

・「自分は誰かの役に立っている」あなたはそう感じられていますか？

♡・♡・♡・♡・♡・♡・♡・♡・♡・♡・♡・♡・♡・♡・♡・

このようなワーク＆心のブロックの外し方を実践する。日々のハピエジＰＤＣＡは、ぜひおすすめです。

「ハピエジ振り返り習慣化ＷＥＢアプリ」

２０１６年に「ストレスケアポイントとその具体策見える化事業」で経産省「ものづくり補助金」に採択されて、諸先生方のお力を借りて開発しました。日々、振り返りながら明日をよりよくし、未来を見据えた予防ケアができ、望む未来を手にするためのアプリです。

うっかりすると、10年なんてあっという間に過ぎてしまいます。振り返らずにいると、なんとなく時を過ごしてしまいます。悩みも苦しみも持ち続けながら。

一度、自分をしっかり振り返ることをしてみましょう。

嫌なことも、いいことも、ずーっと、こだわり続けていることも、頭から離れないで気にしていることも、悔やまれて仕方ない過ぎた日の失敗も、順番に1個ずつ、楽にしていきませんか？

自分に向き合いながら、大好きな自分になっていく。

誰もが、許された時を十分謳歌し、納得のいく人生を過ごすことができたら、どんなに素晴らしいでしょう。

このハピエジＰＤＣＡでできることは次のとおりです。

・自律神経バランス見える化

♡・♡・♡・♡・♡・♡・♡・♡・♡・♡・♡・♡・♡・♡・♡・

・自分のことを自律神経バランスを通して把握できる
・最も習慣に関連している、自分の知らない自分に気づける
①1分チェックで、今の自律神経バランス（交感神経優位・副交感神経優位）を見える化する
②免疫力、代謝力、スタミナ、環境の変化や刺激に対する効力などを見える化する
③心と身体のバランスを見える化する
④心のバランスを見える化（交感神経優位・副交感神経優位）
⑤身体のバランスを見える化（交感神経優位・副交感神経優位）
⑥経絡バランス
⑦経絡バランスの自律神経バランスを見える化する

対策法

効果的なケアを少しの時間、継続することで未来はまったく変わります。
心も身体も正直、ケアしたようになっていきます。

①ケアポイント経絡
②トッピング食材（意識して摂るようにしたい食材）
③おすすめヨーガストレッチ
④おすすめ内臓の、コリ「関連筋肉」のほぐし

振り返り記録ハピエジメモリー

よい変化も悪い変化も記録があれば、関連性を見出し、よりよい習慣づくりができます。

①天気
②睡眠時間
③目覚めの気分
④排泄（量）
⑤食事バランス
⑥おやつ
⑦運動（量）
⑧体重・体脂肪・体温
⑨血圧（最高血圧、最低血圧、脈拍）
⑩自分褒め、感謝コメント、明日のハッピーイメージ

自己肯定感を上げることができます。

未来デザイン

①ハピエジ習慣バランス
②未来日記

③今日の振り返り
④明日のイメージ
○年後の自分のイメージ、どうなっていたいかを書き出します。
文字にすることで明確になり、達成がより近づいていきます。

この4つのパーツで、できあがっています。

自律神経バランス関係と対策
日々の振り返り記録
未来日記
続けるうちに、振り返ること、未来を見据えることが当たり前になります。

そうなれば、望む未来はあなたの手にやってくることでしょう。

振り返る習慣がないとどうなるか、イメージしてみてください。なんとなくの日々は、あっという間に過ぎ去ってしまいます。意識を明日に、未来に向け、今、何が必要なのかをじっくり考える。

この習慣こそが、未来を変える原動力となります。

ただ、実際に毎日は誰もが忙しいものです。心がなんでもないときこそ、メンテナンスが必要です。何気ない幸福感を味わい、満たされることが、元気を維持するために必要なのです。

自分の心や体調をしっかり把握する、心と身体の関連を理解して、明日をより快調でハッピーな状態にする。随所で満足感、幸福感を味わうことで、自律神経が整い、免疫力もアップし、前向きな気持ちで体質に向き合い、よりよいものにしていく行動力が生まれます。そして、自己肯定感を育てる振り返り習慣を身につけることで、確実に未来は変わります。

ではここで、振り返り習慣の一例をご紹介します。

朝：目覚めの時間を記入。何時間眠れたかな？ 気分を選択。

メモリ欄には、自分らしく過ごすため、今日やりたいことを書く、できる！ と書く。どんな気分でいたいのか、役割、感謝の気持ちを書く。たとえば、すべて書かなくても、心がワクワクするようにアプリに直接打ち込む。もしくは、ハッピーエイジング「体質は変えられる」ノートをつくり、週に一度くらい思いっきり、そのときの思いを書き出すのも効果的。とにかく書き出すのは、頭の中も心も整理ができ、迷いがなくなり元気の底力となります。

夜には、毎日の当たり前の睡眠、食事、運動、マインドなどの記録をすることで、いつの間にか脳が自覚し、潜在意識、潜在レベルの自律神経が整うのです。

書く、記録する、1日を振り返る、少し心を癒す時間を持つ、これが潜在的な体質をも変えていくことができる方法なのです。

ハピエジPDCA1DAY自律神経バランス診断会のお問い合わせは巻末に表記

https://docs.google.com/presentation/d/1qmOPRhsNCUMc09PbWdt8Q74pSSJybw-C/edit#slide=id.p23

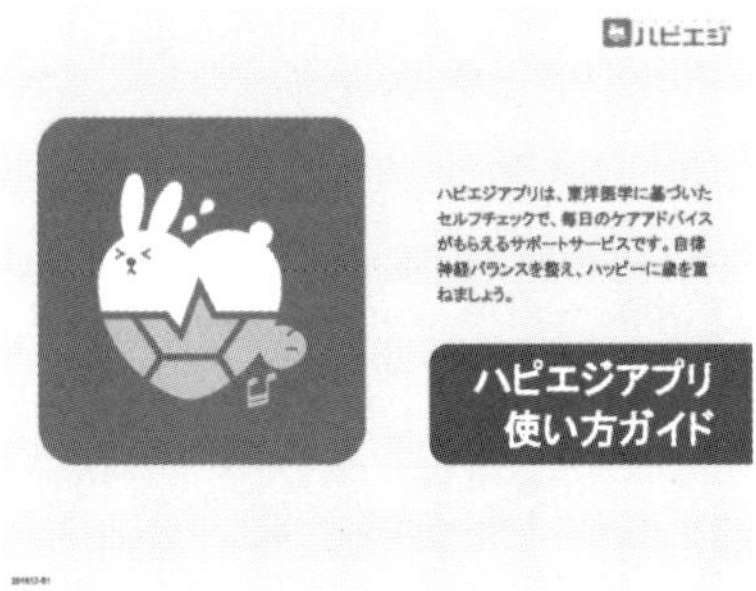
ハピエジ
ハピエジアプリは、東洋医学に基づいたセルフチェックで、毎日のケアアドバイスがもらえるサポートサービスです。自律神経バランスを整え、ハッピーに歳を重ねましょう。
ハピエジアプリ
使い方ガイド

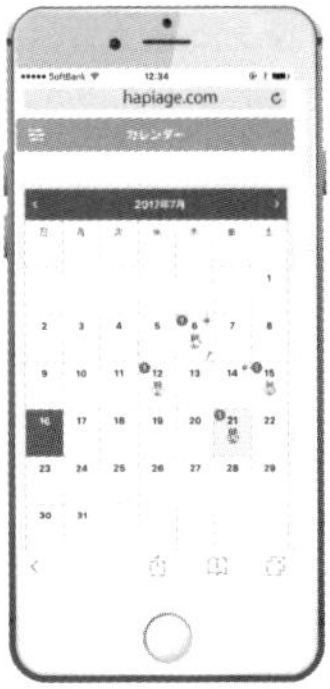
hapiage.com
カレンダー
2017年7月

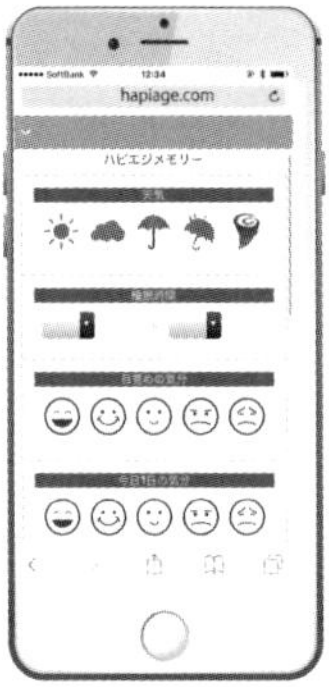
hapiage.com
ハピエジメモリー

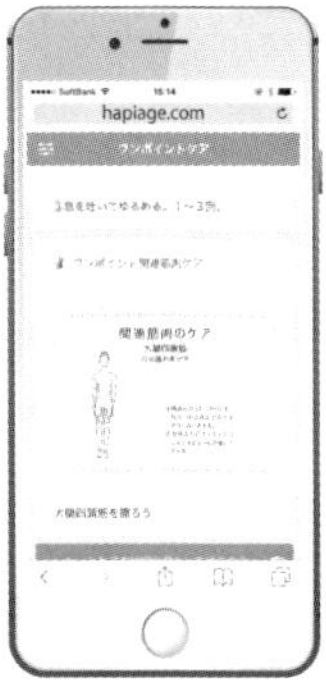
hapiage.com
関連筋肉のケア

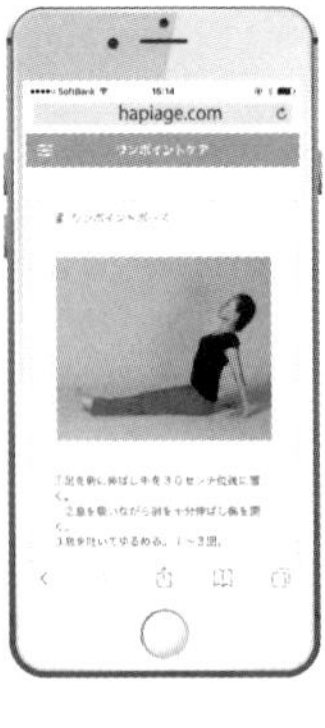
hapiage.com

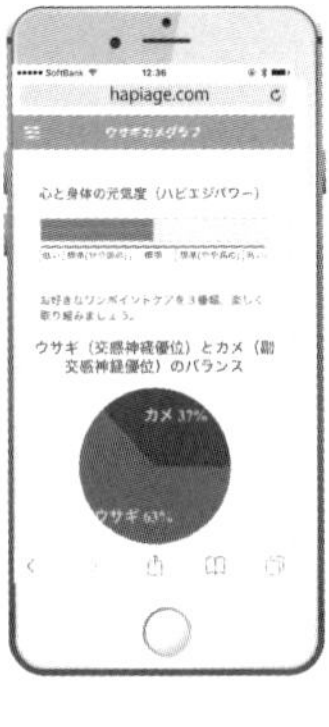
hapiage.com
心と身体の元気度（ハピエジパワー）
ウサギ（交感神経優位）とカメ（副交感神経優位）のバランス
カメ 37%
ウサギ 63%

♡・♡・♡・♡・♡・♡・♡・♡・♡・♡・♡・♡・♡・♡・♡・

自律神経ケアセラピーシステムのステップ

ヒアリング　現状を把握

▼

ハピエジヒアリングで見える化

▼

現状の課題

▼

潜在レベルの課題

▼

パーソナルケア具体的指導

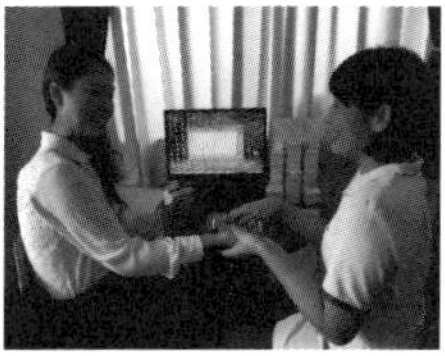

自律神経バランスチェック

①着衣のまま24の測定点を微弱電流で測定（１分）
（痛みはありません）

↓

②元気度・ストレス度、心の状態、身体の状態などを把握

↓

③あなたの不調はなぜ？
あなたの傾向と対策を
自律神経バランスから読み解きます

↓

④プログラムの実施

「ハピエジ」

いろいろな場面でご指導をされている場面で、お役に立ちます。

自律神経バランスによる心身のストレス度、元気度、その方の改善への傾向と対策が、設問に答えることでわかる「ハピエジ」。ハッピーエイジングをサポートする自分観察振り返り習慣化アプリです。

●●●●●●●●●●●●●●●●●●

現代は本当に健康な人、本当に不健康な人、各10％と言われ、80％が未病状態です。病気ではないが健康とも言えない。プチ不調を抱えながら、忙しさに紛れ、改善が遅れる方が多いのです。

自律神経バランスチェックは現代の医療検査・診断では見えない体調・体質・ストレス自律神経のバランスを定量的に捉え、体質改善の支援や、未病改善、生活習慣病の予防などの分野に活用するシステムです。

●●●●●●●●●●●●●●●●●●

見える化システム特徴

①自分観察「ハピエジ」は、自分自身を観察しながら、心と身体の潜在レベルに隠れているストレスの元となるストレスを、コーチングなどにより明確にしていくことができます。さまざまなお困りごとの根本解決につながります。

②実際に計測をする自律神経バランスチェックは、今のデジタルな自律神経バランスを見える化します。12経絡の興奮性・抑制性を確認し、体質判断、今のバランスを整える具体策、未来の体調をつくる生活習慣アドバイスなどができます。

♡・♡・♡・♡・♡・♡・♡・♡・♡・♡・♡・♡・♡・♡・♡・

ハッピーエイジングサポートアプリ
「ハピエジ」案内

心と身体のバランスが取れていますか？

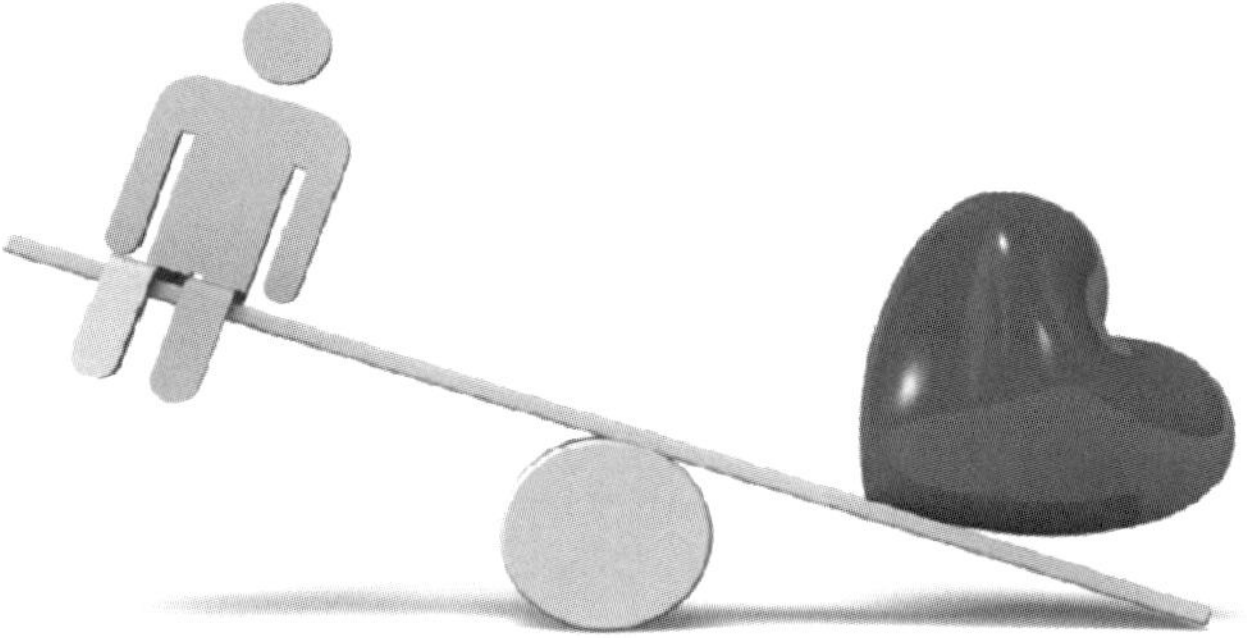

１ヵ月無料お試し活用できます。
↓こちらからお申込みください。
https://resast.jp/page/event_series/66031

詳細案内が届きます。
・自律神経バランス診断会に参加できます！
・ハピエジ活用動画、視聴できます
・なりたい自分になる！　勉強会に参加できます
【テーマ】
睡眠の質アップ　自律神経と睡眠
自律神経を整えて無理なくダイエット！　食のコントロールと自律神経
大好きな自分になる！　マインドセットと自律神経など
免疫力アップヨーガのレッスンに参加できます！
では、お会いできるのを楽しみにしております！

ハピエジは、

東洋医学に基づいたセルフチェックで
心と身体の頑張りバランスを見える化

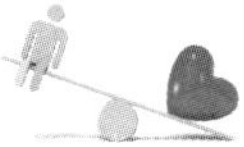

更に、あなたのタイプの見える化

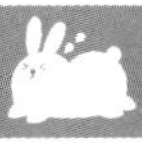

ついつい頑張り屋さんウサギさん
（交感神経優位傾向）

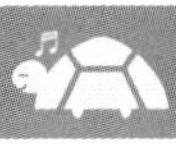

ついついゆったりカメさん
（副交感優位傾向）

無理をしすぎない、
楽もしすぎない、
小さな生活習慣をリセットできる、
セルフケアアドバイスがもらえます！

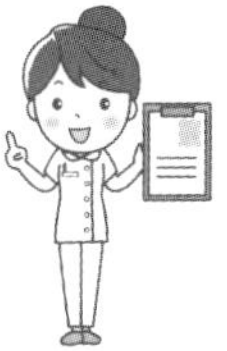

体調や気分、日々の生活習慣を記録しましょう！

カレンダーから睡眠時間・
食事のバランス・運動など
簡単に記録できます♪

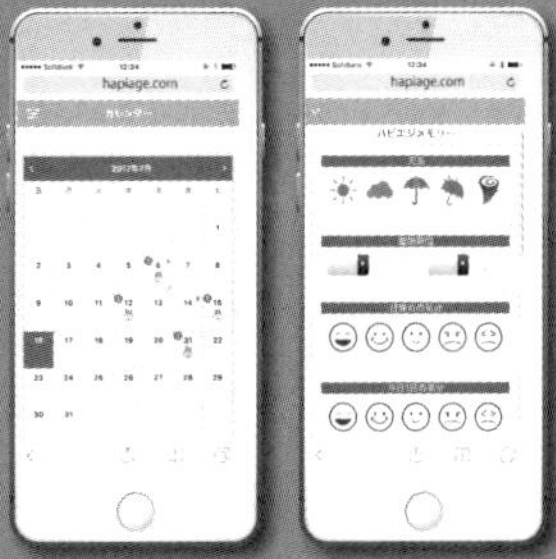

セルフチェックの変化が見えるから頑張れる！

心や身体の変化がグラフで確認できて
一目瞭然です♪

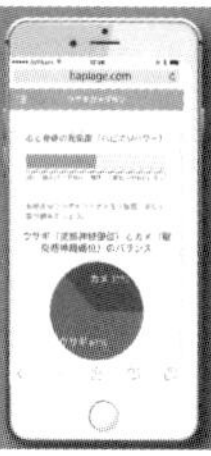

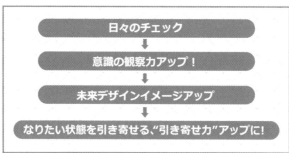

セルフチェックは1分チェック いつでもどこでも簡単にできます！

毎日記録をつけて、ハピエジ習慣を
見直してみましょう♪

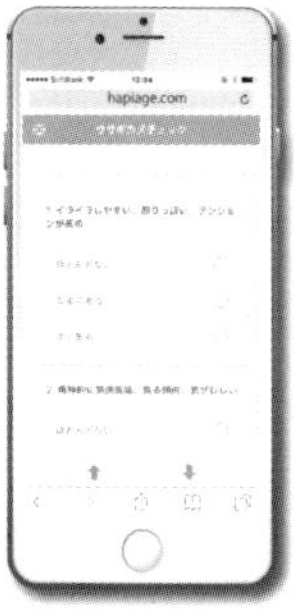

日々のチェック

↓

意識の観察力アップ！

↓

未来デザインイメージアップ

↓

なりたい状態を引き寄せる、"引き寄せ力"アップに！

登録の仕方は簡単！

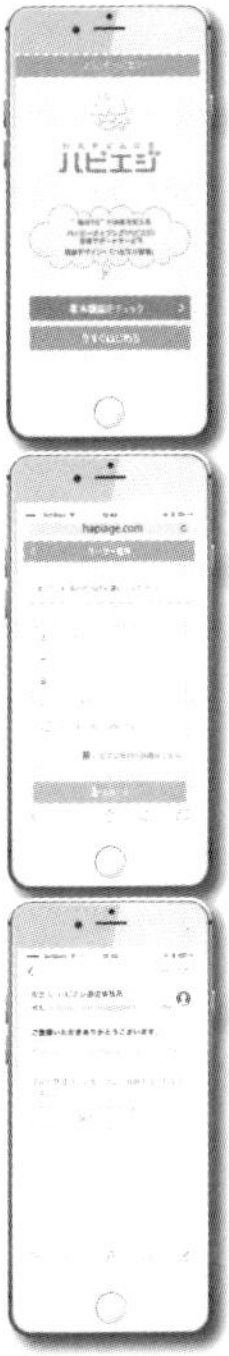

①ログイン画面

②新規登録画面

・ユーザー名□
・メールアドレス□
・パスワード□
・規約をお読みいただき、同意するにチェック□
↓
・登録するをクリック□□

③登録するをクリック後の画面

④登録したメールアドレスに認証番号がきます。□

⑤認証番号を入力

⑥ハピエジスタート！

活動・講座案内

■個別：自律神経ケアコーチ・カウンセリング
https://www.reservestock.jp/page/event_series/71218

■オンラインメンテナンスヨガ
https://resast.jp/page/event_series/49635

■グループ指導：免疫力アップ自律神経ケアヨガ
愛知：刈谷総合文化センター（ZOOM参加可能）
ヨガ体験参加
https://resast.jp/page/event_series/53819

■講座：自律神経セルフケア講座「20年分のお疲れキャンセル」
ストレスゼロ健康コーチ・カウンセラー・セラピスト養成講座
・ヨガコーチコース
・冷えデトックス「温芯術トリートメント」コース
・ハピエジPDCA習慣化アクションサポートコース
https://resast.jp/page/event_series/69585

■ハッピーエイジング「ハピエジPDCA習慣化」
1DAYセッション
毎月開催
https://resast.jp/page/event_series/70004

■各種1DAYセミナー毎月開催
睡眠と自律神経
食・腸と自律神経
自律神経ケアダイエット
運動と自律神経　運動不足の解消法
マインドと自律神経　マインドの整え方　心のブロックを外す
習慣を変えていくミニステップ　など

▼DVD『経絡ヨーガ　100』▼
監修:小島　夕佳（アークベル株式会社　2,800円（税別））
ご購入はこちらから

https://resast.jp/stores/article/12594/13212

一般社団法人ANCA自律神経ケア協会

健康づくり総合企画　株式会社　ライトウェーブ

ソフト整体院
冷えとり健康サロン（エステ、アロマ、温芯トリートメント、おまた温活）
自律神経メンテナンスヨガ個人・グループ指導

〒448-0857 愛知県刈谷市大手町5－50　Tel 0566-25-0300
FAX 0566-24-7727
e-mail info@anca.or.jp
URL https://menekiup.net/
http://light-wave.jp/

健康増進プロジェクト　経絡

四国　高知県室戸市　海洋深層水施設「バーデハウス室戸」（現在シレストむろと）

♡・♡・♡・♡・♡・♡・♡・♡・♡・♡・♡・♡・♡・♡・♡

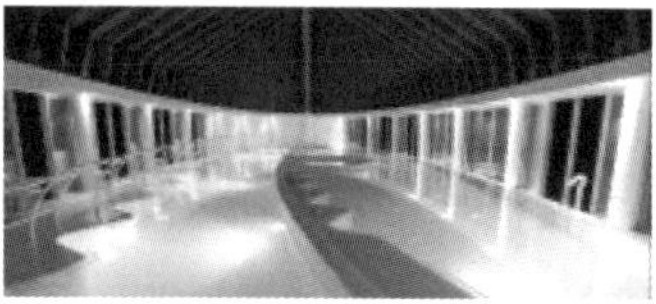

高知県元室戸市長　武井啓平氏の推薦をいただき、市民の健康づくりのための海洋深層水バーデハウスのサロンプロデュースをさせていただき、自律神経バランス見える化などを導入、トリートメントプログラム構築・技術指導など担当、施設全体の測定機器と連動しながら美と健康づくりに貢献しました。

海洋深層水のリラクゼーション効果はとても高く、アクアパンクチャー（水の鍼灸）とも言われ、とても気持ちのよいものです。

海洋深層水の素晴らしさ、施設のゆとり、そして何より食材の美味しさ、さらに空海ゆかりの地でもあり、雄大な四国の自然の力強い心地よさも加わり、最上級の癒し・ケアを体感できます。

現在はシレストむろとに変わっています。

●●●●●●●●●●● 自律神経ケアセラピー　活用事例 ●●●●●●●●●●

◯ANCA温芯鍼灸師　「アスナロ」サロンオーナー
山口裕美子　59歳　埼玉県

歯科衛生士でありながら交通事故からの鍼灸での復活の経験から、自ら鍼灸士になる。働く女性のほとんどが無理をして「冷え疲れ」「冷え太り」「冷えイライラ」になっていることを知り、活き活きした自立した女性の応援をしようと自律神経バランス見える化によるカウンセリング、冷えとりデトックス温芯術をスタート。カウンセリングができる、鍼灸師として日々忙しく活躍。

◯美容師
二宮由樹子　45歳　東京都

今まで美容室では自律神経レベルでのケアへの着目はほとんどなく、対処療法的なトニック、シャンプーなど薬剤を使ったケアが主流。自律神経バランス測定・経絡ケア・ワンポイント経絡ヨーガアドバイスなどをヘッドマッサージメニューに取り入れることで、身体の内側からの毛髪ケアが的確に行えるようになる。

◯おまた温活　自律神経ケアヨーガコーチ、エステティシャン
高倉万由美　32歳

エステティシャン時代の昼夜が逆転勤務で自律神経バランスを崩す体験をする。

回復に半年かかるも、冷えとりプログラム・ヨーガで回復。その経験を生かし、冷え取り健康サロンをオープン。「おまた温活セミナー」を展開、女性特有の冷えからくるさまざまなお困りごとの相談を、自律神経バランス計測をしながら、パーソナルケアで解決へ導く。お客様がグラフの変化が楽しみになり、ホームワークでのヨーガも熱心に取り組んでいただき、皆さん、よい結果へと繋げている。

◯自律神経ケアヨーガ
伊藤佳世　46歳

20代半ばで原因不明の体調不良になり、1週間で7キロ激痩せする。食べられない、起き上がれない、動けない、状態で病院に。結果は、原因不明、検査的にはすべて異常なし。薬も処方もなく、仕方なく仕事を休職、実家に戻り養生をする。自律神経バランス見える化、自律神経ケアヨーガに出会い、一番に基本を整えることを学ぶ。子育て中でもあり、親子ヨーガに力を入れる。

子どもの体質を少しでも良い方向に切り替える親子ヨーガ子育てを提案。親子での体質改善を支援している。

おわりに

「体質の壁」という持って生まれた体質があるならば、それを変えることはできるのでしょうか？

答えは「できる」です。

日常は、習慣で成り立っています。考え方も、姿勢の歪みも、行動パターンも習慣でできていると言っても過言ではないでしょう。

しかし、今や潜在意識も変えることができる、潜在レベルの自律神経バランスも、コントロールのやりようがあることがわかってきました。

「体質の壁」をつくり出している「潜在レベルの心の壁」が問題かもしれません。

誰もが避けられない加齢「エイジング」をハッピーエイジングにしていきたい。

本当にエイジングを謳歌するには、故・安保徹先生もよくお話しされていた、「冷え」と「ストレス」対策がこれまで以上に必要になるでしょう。この2つとも、気づかないうちにヒタヒタと進行するからです。

とはいえ、どんなに疲れていても、思いやりのある気の利いたひと言で、心も身体も癒されたりします。

勇気づけるひと言は本当に大切です。自分にも人にも。

わたしが長年、自律神経バランス見える化健康コーチ、カウンセリングの体系化にこだわり続けてきた理由の1つをご紹介します。

親子整体に力を入れていたときでした。毎年のように、林間学校の前に相談にくる子どもたち。テーマは「おねしょ」です。子ども整体、親子ヨガ、食事、生活習慣改善などを親子に指導しています。

あるとき、なかなか改善できないお子さんに（夜尿症と診断されていました）、何気なく「おねしょは君のせいではないよ」と不用意にも言ってしまいました。

背中の調整をしていましたが、その子はガバッと起き上がり、「じゃあ、誰のせい？」と真顔で聞いてきました。

返事に詰まりました。両親の冷え体質（残念ながらお二人とも冷えタイプ）を受け継いだかもしれない、などとは口が裂けても言えません。同じ親として。

「それはご先祖さまが」などと訳のわからないことを言ってアタフタとしていると、それをすっかり子どもに見破られ、「何言ってるかわからない」とあっさり、その子はうつ伏せに戻りました。

「体質の壁」という、持って生まれたものを変えられるのか？

テーマは持ち続けていましたが、ここで自信喪失。いつかもっと具体的な体質の壁に取り組む手立てを、提案しようと、決めました。

一方で、改善されたお子さんからは、嬉しいお手紙もいただきました。

母親に、家でできる「ほぐし」をご指導するのですが、手紙には「お母さんにマッサージを教えてくれてありがとうございました。この時間がとっても大好きです。お母さんを独り占めできるからです」と書いてありました。

本書は、2009年に学研から出版された本を、リライト出版できる運びとなり、ありがたいご縁をいただきました。お世話してくださった皆々様に心から感謝します。

また、今は亡き安保徹先生の文に改めて感動しています。

先生の残された、免疫と自律神経、「無理しない、楽しない」をこれからもお伝えし、少しでも皆様のしあわせエイジングにお役立ていただけたら、これに勝るしあわせはありません。

小島　夕佳

著者略歴

小島　夕佳（こじま　ゆか）

健康づくり総合企画　ライトウェーブ代表
一般社団法人 ANCA 自律神経ケア協会　代表理事
姿勢保健均整・中医学・自律神経ケアを学び「未来を見据えた予防ライフの習慣化」の指導をする。
自律神経バランス見える化システム開発 20 年。治療の世界で活用されていた手法を未病改善、予防のアドバイスに使えるように体系化する。
ヨーガ、アロマ、エステ、整体、スポーツクラブ、コンサル等の指針に活用提案。
アプリチェックでできるバランス診断ツール開発。自律神経ケア習慣化を身近なものにする「20 年分のお疲れキャンセル講座」「自律神経バランス見える化でストレスゼロコーチ・コンサル養成講座」などを開催。
https://menekiup.net/kojimayuka-profile/

編集協力　星野友絵（silas consulting）

体質は変えられる!
～自然治癒力を上げ、どんな人も不調知らずになる方法

2021年 8 月 5 日　初版発行

著　者　小島　夕佳　© Yuka Kojima
発行人　森　　忠順
発行所　株式会社 セルバ出版
〒 113-0034
東京都文京区湯島 1 丁目 12 番 6 号 高関ビル 5 B
☎ 03（5812）1178　　FAX 03（5812）1188
http://www.seluba.co.jp/
発　売　株式会社 三省堂書店／創英社
〒 101-0051
東京都千代田区神田神保町 1 丁目 1 番地
☎ 03（3291）2295　　FAX 03（3292）7687

印刷・製本　株式会社丸井工文社

Printed in JAPAN
ISBN978-4-86367-679-4